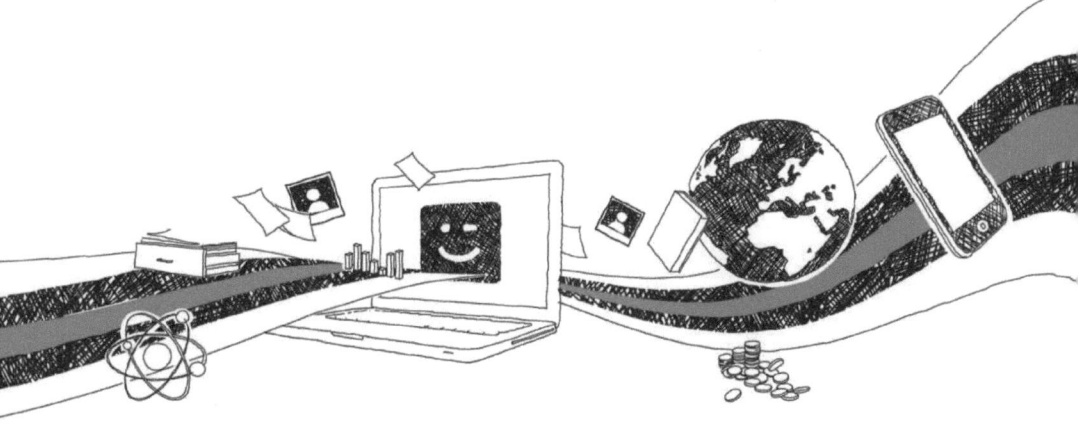

# Welche Faktoren beeinflussen einen jungen Menschen, Medizin zu studieren?

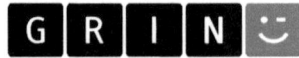

**Bibliografische Information der Deutschen Nationalbibliothek:**

Die Deutsche Nationalbibliothek verzeichnet diese Publikation in der Deutschen Nationalbibliografie; detaillierte bibliografische Daten sind im Internet über http://dnb.d-nb.de abrufbar.

ISBN: 9783389095157
Dieses Buch ist auch als E-Book erhältlich.

© GRIN Publishing GmbH
Trappentreustraße 1
80339 München

Druck und Bindung: Books on Demand GmbH, Norderstedt Germany
Gedruckt auf säurefreiem Papier aus verantwortungsvollen Quellen

Das Buch bei GRIN: https://www.grin.com/document/1523955

# Inhaltsverzeichnis

# Abbildungsverzeichnis

# 1. Einleitung

„Das Problem ist schnell beschrieben: Sehr viel mehr Menschen wollen in Deutschland Medizin studieren, als Plätze vorhanden sind." (Simmank 2017). So beginnt der Artikel *„Warum gibt es nicht mehr Studienplätze in Medizin?"* von Jakob Simmank, der auf der Homepage „der *Zeit Campus"* erschienen ist. Dieser Forschungsbericht beschäftigt sich allerdings nicht mit der Problematik der knappen Hochschulplätze, sondern mit den Motiven von Studienanfängern sich für den Studiengang der Humanmedizin einzuschreiben. Wie kommt es dazu, dass immer mehr junge Menschen Interesse für ein Medizinstudium entwickeln? Allein im letzten Jahr sind für das Wintersemester 2020/21, 975.222 Bewerbungen für einen Studienplatz des Faches Medizin bei der Stiftung für Hochschulzulassung eingegangen. Freie Plätze gab es 9.660 (Springermedizin 2020).

Der CDU-Gesundheitspolitiker, Alexander Krauß äußerte sich dazu wie folgt: „Die Länder müssen weiter daran arbeiten, die Zahl der Studienplätze zu erhöhen." (ebd.).

Das Problem wird somit sehr deutlich. Auf eine hohe Anfrage wird mit knappen Studienplätzen reagiert, sodass nur die besten Abiturienten eine Möglichkeit bekommen ihr Wunschstudienfach zu belegen.

Allerdings gibt es sehr viele Alternativen zum Medizinstudium. Abiturienten können als Alternative beispielsweise eine Ausbildung zum Optiker, Hörakustiker, Sanitäter, Krankenpfleger, Medizinischer Fachangestellter, Operationstechnischer Assistent, Ergotherapeut, Logopäde oder Physiotherapeut beginnen. Wobei die letzten drei Berufsbilder sogar als Studiengänge angeboten werden. Falls eine Ausbildung nicht in Frage kommt, gibt es auch viele Alternativen zum Studiengang der Humanmedizin, wie Ernährungswissenschaft, Sportwissenschaft, Gesundheitswissenschaft, Public Health, Humanbiologie, Medizinische Biologie, Biochemie, Biophysik, Medizintechnik, Medizininformatik, Medizinische Biotechnologie, Medizinphysik, Molekulare Medizin (praktischArzt 2021). Dies sind nur einige Beispiele für alternative Studienfächer.

Gleichzeitig besteht ein großer Mangel an Pflegefachkräften in Deutschland. Im Jahre 2019 dokumentierte die Bundesagentur für Arbeit 39.700 offene Stellen in der Pflege. In diesem Bereich hätten junge Menschen höhere Chancen einen

Platz zu bekommen als im Studiengang der Medizin (Frankfurter Rundschau 2020).

Auf Basis dieser Problemstellungen lautet die Forschungsfrage dieses Forschungsberichtes wie folgt: *„Welche Faktoren beeinflussen einen jungen Menschen Medizin zu studieren?"*.

Als Grundlage für die Beantwortung der Forschungsfrage dient die 21. Haupterhebung des Deutschen Studierendenwerks (DSW) aus dem Jahr 2016. Die Sozialerhebungen des Deutschen Studierendenwerks sind eine, seit 1951, bestehende Untersuchungsreihe zu der wirtschaftlichen und sozialen Situation der Studierenden in Deutschland (BMBF 2016). Durchgeführt werden die Untersuchungen vom Deutschen Zentrum für Hochschul- und Wissenschaftsforschung (ebd.). Die 21. Haupterhebung des Deutschen Studierendenwerks erfolgte erstmals als Online-Befragung in Form eines standardisierten Fragebogens in den Sprachen Deutsch und Englisch. Teilgenommen haben circa 70.000 Studierende aus Deutschland. Diese wurden zufällig ausgewählt und per Mail benachrichtigt. An der Befragung haben 371 deutschen Hochschulen teilgenommen. Untersucht wurden unter anderem die Studienfinanzierung, die Wohnsituation der Studierenden und die Studienfächerformen und der Studienfächerverlauf. Die Angaben der Studierenden wurden anonymisiert. Ziel der Befragung war es, dass die Deutschen Studierendenwerke der Politik und der Gesellschaft darlegen können, wo im Interesse der deutschen Studierenden Handlungsbedarf besteht, und welche Maßnahmen wichtig wären, um die soziale und wirtschaftliche Lage der Studierenden zu verbessern (BMBF 2016).

## 2. Theoretische Überlegungen

### 2.1 Vorgehen

Zum besseren Verständnis werden die zentralen Begriffe des Forschungsgegenstandes kurz erläutert. Anschließend werden aus den Variablen mehrere Hypothesen erschlossen, die zur Beantwortung der Forschungsfrage (*„Welche Faktoren beeinflussen einen jungen Menschen Medizin zu studieren?"*) dienen werden. Zur Beantwortung der Forschungsfrage wurden Hypothesen aufgestellt, die den Zusammenhang der Studienwahl der Medizin und der Einflussfaktoren aufzeigen sollen. Die Hypothesen werden durch die Analyse der Daten bewiesen oder widerlegt.

Dabei dienen die Daten der 21. Haupterhebung des Deutschen Studierendenwerks aus dem Jahr 2016. Hier wurde die aktuelle Lebenssituation der deutschen bildungsinländischen Studierenden in Deutschland untersucht.

Die analytische Auswertung der Daten aus der 21. Haupterhebung des Deutschen Studierendenwerks erfolgt mithilfe der Statistik- und Analysesoftware „SPSS".

Während des Berichts wird aus Gründen der erleichterten Lesbarkeit die gewohnte männliche Sprachform verwendet. Dies impliziert keine Benachteiligung weiblichen und diversen Geschlechts, sondern soll im Sinne der sprachlichen Vereinfachung als geschlechtsneutral zu verstehen sein.

### 2.2 Begriffserklärung

Bereits in der Forschungsfrage taucht der Begriff ‚junge Menschen' auf. Dieser Begriff kann ein großes Spektrum an Altersgruppen beinhalten. Es können damit Schüler, Abiturienten, Studienanfänger oder Studienerfahrene gemeint sein. Im Fokus dieses Forschungsberichts stehen allerdings die Studierenden. Außerdem sind im gesamten Bericht mit Medizinstudierenden Studierende der *Humanmedizin* gemeint und keine Zahn- oder Veterinärmediziner.

Die Grundlage dieser Spezifizierung sind die Daten der 21. Haupterhebung des Deutschen Studierendenwerks, bei der hauptsächlich Studierende befragt wurden. Nichtsdestotrotz werden zur Untersuchung der Forschungsfrage auch andere Studien miteinbezogen werden, in denen *junge Menschen* auch Abiturabsolventen oder andere Gruppen sein können.

Der Forschungsbericht betrachtet jedoch primär Studierende, die an deutschen Hochschulen eingeschrieben sind. Genau wie, die als Primärquelle genutzte Erhebung des Deutschen Studierendenwerks dies vorgibt.

## 2.3 Das Bildungsniveau

Das Institut für Demoskopie Allensbach führte im September 2014 eine Stichprobe zum Thema „Schule, und dann?" durch, an der 528 Schüler der gymnasialen Oberstufen und 483 Eltern teilnahmen. Es stellte sich heraus, dass knapp 2/3 der Eltern es als selbstverständlich ansehen würden, sich bei der Berufs- und Studienorientierung ihres Kindes einzubringen (IfDA 2014, S. 7). Außerdem wird in der Stichprobe erwähnt, dass Eltern die wichtigsten Berater und soziale Vorbilder für die Lebensplanung ihrer Kinder seien (IfDA 2014, S.19). Die höchste akademische Reproduktion im Medizinstudium bestehe laut Multrus et. al. (2019) in der Medizin: Dort gaben 59% der Studierende des Faches Medizin für das Wintersemester 2015/16 an, dass mindestens ein Elternteil einen Universitätsabschluss besitzen würde. Diese Aspekte zeigen auf, dass Eltern eine große Rolle bei der Berufs- bzw. Studienwahl einnehmen können, und das Berufsbild der Eltern die Wahl eines Berufes beeinflussen kann. Als Folge dessen wird angenommen, dass ein hohes Bildungsniveau des Elternhauses die Wahl eines Medizinstudiengangs beeinflusst. Es wird der höchste Schul- und Bildungsabschluss der Eltern untersucht. Aus diesen Annahmen ergibt sich die folgende Hypothese:

**Hypothese 1**: *„Ein hohes Bildungsniveau der Eltern begünstigt die Wahl eines jungen Menschen für ein Medizinstudium."*

## 2.4 Sozial-Altruistische Motive

Die Möglichkeit, mit Menschen zu arbeiten, anderen zu helfen oder Nützliches für die Allgemeinheit zu leisten, stehe insbesondere bei den angehenden Medizinern hoch im Kurs. Dies hat sich durch das 12. Studierendensurvey zur „Studiensituation und studentische Orientierungen" an Universitäten und Fachhochschulen herausgestellt. Besonders Medizinstudierende hätten sozialinteraktive und altruistische Berufsansprüche (BMBF 2014, S. 36). Aus diesen Annahmen folgt, dass junge Menschen mit altruistischen Persönlichkeitsmerkmalen sich eher für ein Medizinstudium entscheiden könnten. Es werden die Studienwahlmotive der Studierenden untersucht, die für und gegen altruistische Motive stehen. Auf dieser Grundlage leitet sich die zweite Hypothese ab:

**Hypothese 2**: *„Eine hohe altruistische Motivation, wie das Bedürfnis Menschen helfen zu wollen, begünstigt die Wahl eines jungen Menschen für ein Medizinstudium."*

## 2.5 Das Geschlecht

Annika Gold gibt in ihrer Dissertation *„Studienmotive und Zukunftsvorstellungen von Studienanfänger und Studienanfängern der Humanmedizin"* an, dass in Akademikerfamilien des Medizinbereiches Töchter eher den Beruf eines Elternteils nachgehen als Söhne. Laut einer finnischen Untersuchung würde im Gegensatz dazu festgestellt worden, dass mehr Medizinstudenten, als Medizinstudentinnen den Weg des Elternberufs einschlagen. Eine kanadische Untersuchung sei wiederum zu gegenteiligen Ergebnissen gekommen (Gold 2008, S.7). Die Studie zur Studiensituation und zur studentischen Orientierung von Studierenden in Deutschland zeigt einen hohen Anteil von Frauen an Universitäten, in den Studienfächern, auch im Fach Medizin, wohingegen männliche Studierende eher in traditionellen Studiengängen, wie den Ingenieurwissenschaften, eingeschrieben seien, die eher dem männlichen Rollenbild entsprechen würden (BMBF 2014, S. 4). Es sei an dieser Stelle angemerkt, dass der Medizinstudiengang traditionell auch als eine männliche Domäne war. Und auch heute noch finden sich beispielsweise im Bereich der Chirurgie wesentlich mehr Männer als Frauen gibt. In der heutigen Zeit habe sich dies allerdings entwickelt, wobei in den Ingenieurwissenschaften noch immer deutlich mehr Studenten zutreffen sind als Studentinnen. Diese Aspekte zeigen auf, dass sich das Geschlecht auf die Studienwahl auswirken kann. Wir untersuchen die Studienwahlmotive in Relation zum Geschlecht. Daraus ergibt sich die dritte Hypothese:

**Hypothese 3**: *„Ein weibliches Geschlecht erhöht die Wahrscheinlichkeit sich für ein Medizinstudium zu entscheiden als ein männliches Geschlecht."*

## 2.6 Das Fachinteresse

Studien würden zudem laut Gold aufzeigen, dass Medizinstudierende ein hohes Fachinteresse an ihrem Studiengang besitzen würden. Dieses Studienmotiv würde sich bereits zu den Zeiten der gymnasialen Oberstufe entwickeln und sich bei der Wahl der Leistungsfächer widerspiegeln (Gold 2008, S.7-8). Infolgedessen würden Abiturientinnen eine akademische Ausbildung anstreben wollen, da sich aufgrund der Fachinteresse ebenfalls das Interesse zum Studiengebiet der Medizin erhöhen würde (ebd.). Aufgrund dieser Annahmen wird erwartet, dass sich die Wahl eines Medizinstudiums durch ein hohes Fachinteresse erklären lässt. Es geht folgende Hypothese hervor:

**Hypothese 4**: *„Ein hohes Fachinteresse erhöht die Wahrscheinlichkeit sich für ein Medizinstudium zu entscheiden."*

## 3 Sekundäranalyse quantitativer Daten

Die Fragen, die der Beantwortung der Forschungshypothesen dienen, werden primär dem Datensatz der 21. Haupterhebung des Deutschen Studierendenwerks aus dem Jahr 2016 entnommen. Um die Forschungsfrage umfassend beantworten zu können, wurden Fragen gewählt, die zur Untersuchung der zuvor aufgestellten Hypothesen dienen. Die nachfolgende Tabelle stellt die genutzten Variablen zum besseren Verständnis dar.

| Variablenbeschriftung | Variablennummer | Fragestellung | Antwortmöglichkeiten |
|---|---|---|---|
| Die Entscheidung hängt vom Bildungsniveau der Eltern ab. | 1.692 | Dieser Variable ist keine Frage zugeordnet. | |
| | 1.23 | Dieser Variable ist keine Frage zugeordnet. | |
| | 1.696 | Dieser Variable ist keine Frage zugeordnet. | |

| | | | |
|---|---|---|---|
| Die Entscheidung hängt von altruistischen Motiven der Personen ab. | 1.156 | Wie wichtig waren die folgenden Gründe für die Wahl Ihres aktuellen Studiums? | Ich habe mein aktuelles Studium gewählt, um anderen zu helfen. Skalenwerte: [1] trifft gar nicht zu [2] 2 [3] 3 [4] 4 [5] trifft voll und ganz zu |
| | 1.169 | Wie wichtig waren die folgenden Gründe für die Wahl Ihres aktuellen Studiums? | Ich habe mein aktuelles Studium gewählt, um viel Umgang mit Menschen zu haben. Skalenwerte: [1] trifft gar nicht zu [2] 2 [3] 3 [4] 4 [5] trifft voll und ganz zu |
| | 1.163 | Wie wichtig waren die folgenden Gründe für die Wahl Ihres aktuellen | Ich habe mein aktuelles Studium gewählt, um gute Einkommens- /Verdienstchancen zu erreichen. |

| | | Studiums? | Skalenwerte: |
|---|---|---|---|
| | | | [1] trifft gar nicht zu |
| | | | [2] 2 |
| | | | [3] 3 |
| | | | [4] 4 |
| | | | [5] trifft voll und ganz zu |
| Die Entscheidung hängt vom Geschlecht ab. | 1.620 | Welches Geschlecht haben Sie? | Skalenwerte: [1] = weiblich [2] = männlich [3] = keine Zuordnung |
| Die Entscheidung hängt vom Fachinteresse ab. | 1.152 | Wie wichtig waren die folgenden Gründe für die Wahl Ihres aktuellen Studiums? | Ich habe mein aktuelles Studium gewählt, aus fachspezifischem Interesse. Skalenwerte: [1] trifft gar nicht zu [2] 2 [3] 3 [4] 4 [5] trifft voll und ganz zu |
| | 1.153 | Wie wichtig waren die folgenden Gründe für die Wahl Ihres aktuellen Studiums? | Ich habe mein aktuelles Studium gewählt, weil es meinen Neigungen und Begabungen entspricht. Skalenwerte: |

8

|  |  |  | [1] trifft gar nicht zu |
|  |  |  | [2] 2 |
|  |  |  | [3] 3 |
|  |  |  | [4] 4 |
|  |  |  | [5] trifft voll und ganz zu |
| | 1.164 | Wie wichtig waren die folgenden Gründe für die Wahl Ihres aktuellen Studiums? | Ich habe mein aktuelles Studium gewählt, aufgrund eines bestimmten/festen Berufswunsches.<br><br>Skalenwerte:<br>[1] trifft gar nicht zu<br>[2] 2<br>[3] 3<br>[4] 4<br>[5] trifft voll und ganz zu |
| | 1.165 | Wie wichtig waren die folgenden Gründe für die Wahl Ihres aktuellen Studiums? | Ich habe mein aktuelles Studium gewählt, weil für mich von vornherein nichts Anderes in Frage kam als gerade dieses Studium.<br><br>Skalenwerte:<br>[1] trifft gar nicht zu<br>[2] 2 |

| | | | [3] 3 |
| | | | [4] 4 |
| | | | [5] trifft voll und ganz |
| | | | zu |

## 3.1 Allgemeine Analyse des Datensatzes

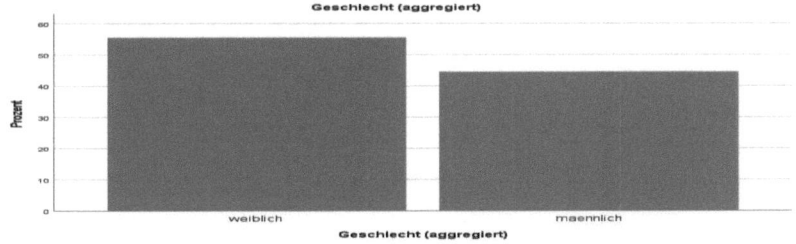

*Abbildung 1 Geschlecht*

Die Teilnehmerzahl der 21. Sozialerhebung zur wirtschaftlichen und sozialen Lage der Studierenden in Deutschland umfasst 55.211 Studierende. Davon sind 30.133 weiblich, 24.243 männlich und 582 Studierende fühlen sich keiner Gruppe zugeordnet. Die prozentuale Verteilung von männlichen (44,09%) und weiblichen Teilnehmenden (54,58%) verdeutlicht, dass Studentinnen mit 10,49 Prozentpunkten mehr an der Befragung teilgenommen haben.

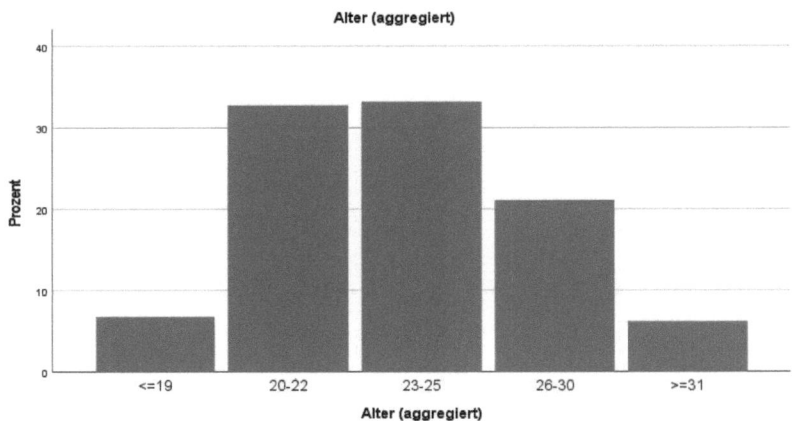

*Abbildung 2 Alter*

10

Das Balkendiagramm verdeutlicht, dass Befragte unter 19 Jahren und über 31 Jahren mit 6,66% (3.651 Studierende) und 6,39% (3.502 Studierende) an der Befragung teilgenommen haben. Die Anzahl der Teilnehmenden der Altersgruppe von 20-22 (32,71%) und 23-25 (33,23%) ist dagegen relativ ausgeglichen und bildet den größten Teil. Dies entspricht einer Studierendenanzahl von 17.933 (20-22) und 18.217 (23-25). Außerdem sind Studierende der Altersgruppe 26-30 mit 21,02% an der Befragung vertreten, welches einer Anzahl von 11.522 Studierenden entspricht.

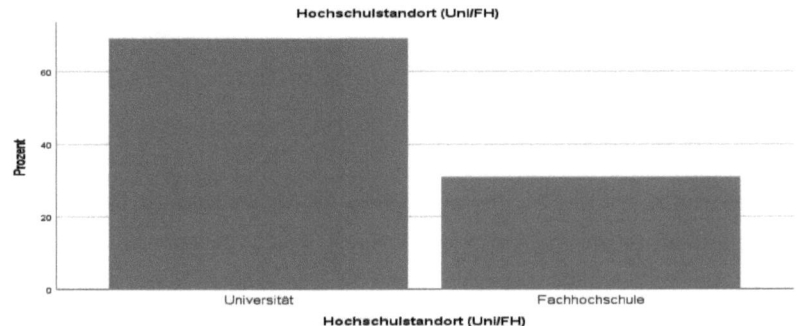

*Abbildung 3 Hochschulstandort*

In Bezug auf die Hochschulform lässt sich feststellen, dass mehr als die Hälfte der Befragten eine Universität und die üblichen Studierenden eine Fachhochschule besuchten. Die Anzahl der Universitätsstudierenden beträgt 37.975 (69,06 %) und, die der Fachhochschulen 17.016 (30,94 %).

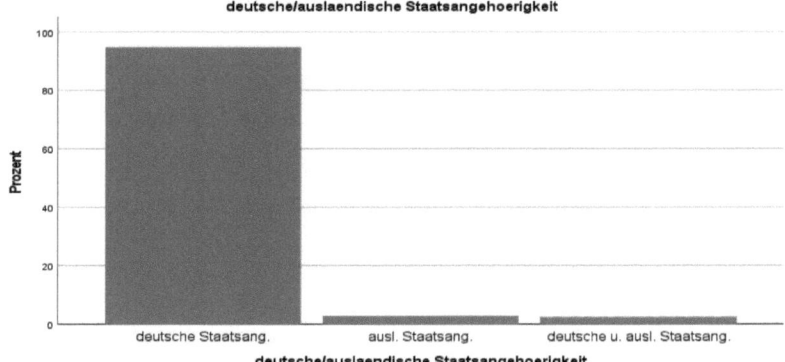

*Abbildung 4 Staatsangehörigkeit*

In Bezug auf die Staatsangehörigkeit sind deutsche Studierende eindeutig mit einer Anzahl von 52.198 (94,69 %) Teilnehmern überpräsentiert.

Dagegen sind ausländische Studierende mit einer Anzahl von 1.595 Studierenden (2,89%) in der Haupterhebung vertreten.

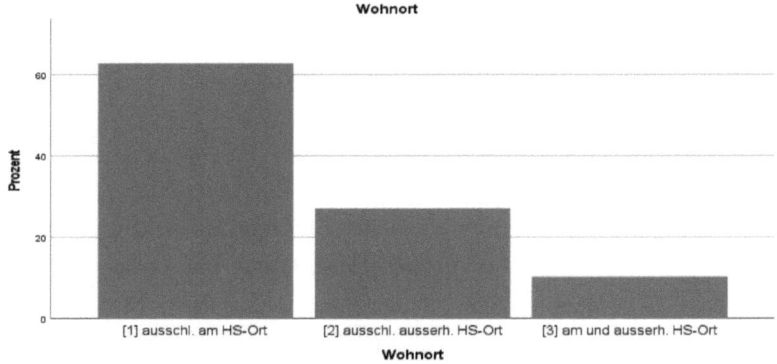

*Abbildung 5 Wohnort*

Zur Frage, wo die Studierenden während der Vorlesungszeit des Sommersemesters 2016 gewohnt haben, haben 34.493 Studierende (62,60%) angegeben, dass sie ausschließlich am Hochschulort wohnten und 5.668 (10,29%) Studierende Pendler waren.

### 3.2 Hypothese 1: Medizinstudierende und das Bildungsniveau des Elternhauses

Wir gehen durch unsere erste Hypothese davon aus, dass ein hohes Bildungsniveau der Eltern, die Wahl eines jungen Menschen für ein Medizinstudium begünstigt.

**1. Studienfach (Fächergruppe) * hoechster Schulabschluss der Eltern (analog SE20) Kreuztabelle**

| | | | nicht bekannt | kein Schulabschluss | Hauptschulabschluss | Realschulabschluss, mittlere Reife | Abitur/andere Hochschulreife | Gesamt |
|---|---|---|---|---|---|---|---|---|
| 1. Studienfach (Fächergruppe) | Geisteswissenschaften | Anzahl | 63 | 29 | 280 | 869 | 2512 | 3753 |
| | | % von 1. Studienfach (Fächergruppe) | 1,7% | 0,8% | 7,5% | 23,2% | 66,9% | 100,0% |
| | Sport | Anzahl | 3 | 0 | 17 | 55 | 209 | 284 |
| | | % von 1. Studienfach (Fächergruppe) | 1,1% | 0,0% | 6,0% | 19,4% | 73,6% | 100,0% |
| | Rechts-, Wirtschafts- und Sozialwissenschaften | Anzahl | 186 | 63 | 782 | 2244 | 5435 | 8710 |
| | | % von 1. Studienfach (Fächergruppe) | 2,1% | 0,7% | 9,0% | 25,8% | 62,4% | 100,0% |
| | Mathematik, Naturwissenschaften | Anzahl | 110 | 23 | 297 | 864 | 2447 | 3741 |
| | | % von 1. Studienfach (Fächergruppe) | 2,9% | 0,6% | 7,9% | 23,1% | 65,4% | 100,0% |
| | Humanmedizin/Gesundheitswissenschaften | Anzahl | 27 | 7 | 105 | 339 | 1448 | 1926 |
| | | % von 1. Studienfach (Fächergruppe) | 1,4% | 0,4% | 5,5% | 17,6% | 75,2% | 100,0% |
| | Agrar-, Forst- und Ernährungswissenschaften, Veterinärmedizin | Anzahl | 10 | 0 | 66 | 188 | 477 | 741 |
| | | % von 1. Studienfach (Fächergruppe) | 1,3% | 0,0% | 8,9% | 25,4% | 64,4% | 100,0% |
| | Ingenieurwissenschaften | Anzahl | 287 | 67 | 659 | 1665 | 4402 | 7080 |
| | | % von 1. Studienfach (Fächergruppe) | 4,1% | 0,9% | 9,3% | 23,5% | 62,2% | 100,0% |
| | Kunst, Kunstwissenschaft | Anzahl | 18 | 0 | 39 | 176 | 556 | 789 |
| | | % von 1. Studienfach (Fächergruppe) | 2,3% | 0,0% | 4,9% | 22,3% | 70,5% | 100,0% |
| | Außerhalb der Studienbereichsgliederung | Anzahl | 0 | 0 | 0 | 0 | 1 | 1 |
| | | % von 1. Studienfach (Fächergruppe) | 0,0% | 0,0% | 0,0% | 0,0% | 100,0% | 100,0% |
| Gesamt | | Anzahl | 704 | 189 | 2245 | 6400 | 17487 | 27025 |
| | | % von 1. Studienfach (Fächergruppe) | 2,6% | 0,7% | 8,3% | 23,7% | 64,7% | 100,0% |

*Abbildung 6 Höchster Schulabschluss der Eltern und das erste Studienfach*

Wird nun der Zusammenhang der Variablen „Schulabschlüsse der Eltern" und „Studienfachwahl der Befragten" untersucht, so lassen sich Zusammenhänge feststellen. Es haben 1.926 Studierende angegeben Medizin oder Gesundheitswissenschaften zu studieren. Von diesen Studierenden haben sieben der Eltern der befragten Studierenden keinen Schulabschluss (0,4%) und 105 Studierende Eltern mit einem Hauptschulabschluss (5,5%). Darüber hinaus ist festzustellen, dass Eltern mit Abitur oder ähnlicher Hochschulreife (64,7%) deutlich mit 75,2%, die Medizin studieren, überpräsentiert sind, was 10,5 Prozentpunkten mehr entspricht. Dahingegen sind in dieser Gruppe, Ingenieurwissenschaftsstudierende mit 62,2% vertreten. Bei den Medizinstudierenden ist der Anteil, deren Eltern das Abitur gemacht haben am höchsten und bei Studierenden im Studiengang Ingenieurwissenschaften am niedrigsten. Letzterer Studiengang wird möglicherweise am ehesten von Bildungsaufsteigern gewählt.

Insgesamt lässt sich ein Zusammenhang zwischen dem Schulabschluss der Eltern und der Studienfachwahl des Kindes erkennen. Denn auch andere angesehene Berufe, wie Rechtswissenschaften sind mit 62,2% wesentlich stärker repräsentiert. Demgegenüber besitzen Eltern der Rechtswissenschaftsstudierenden zu 9% einen Hauptschul- und zu 25,8% einen Realschulabschluss (mittlere Reife). Mit der Qualität des Schulabschlusses der Eltern steigt auch die Anzahl der Studierenden.

**1. Studienfach (Fächergruppe) * Bildungsstatus/-herkunft im Elternhaus (analog SE20) Kreuztabelle**

| | | | Bildungsstatus/-herkunft im Elternhaus (analog SE20) | | | | | |
| --- | --- | --- | --- | --- | --- | --- | --- | --- |
| | | | nicht bekannt | max. einzel nicht-akad. | doppelt nicht-akad. | einzel akad. | doppelt akad. | Gesamt |
| 1 Studienfach (Fächergruppe) | Geisteswissenschaften | Anzahl | 107 | 437 | 1249 | 1069 | 796 | 3658 |
| | | % von 1. Studienfach (Fächergruppe) | 2,9% | 11,9% | 34,1% | 29,2% | 21,8% | 100,0% |
| | Sport | Anzahl | 11 | 19 | 95 | 86 | 67 | 278 |
| | | % von 1. Studienfach (Fächergruppe) | 4,0% | 6,8% | 34,2% | 30,9% | 24,1% | 100,0% |
| | Rechts-, Wirtschafts- und Sozialwissenschaften | Anzahl | 299 | 987 | 3051 | 2283 | 1860 | 8480 |
| | | % von 1. Studienfach (Fächergruppe) | 3,5% | 11,6% | 36,0% | 26,9% | 21,9% | 100,0% |
| | Mathematik, Naturwissenschaften | Anzahl | 135 | 383 | 1224 | 1021 | 886 | 3649 |
| | | % von 1. Studienfach (Fächergruppe) | 3,7% | 10,5% | 33,5% | 28,0% | 24,3% | 100,0% |
| | Humanmedizin/Gesundheitswissenschaften | Anzahl | 29 | 148 | 467 | 563 | 673 | 1880 |
| | | % von 1. Studienfach (Fächergruppe) | 1,5% | 7,9% | 24,8% | 29,9% | 35,8% | 100,0% |
| | Agrar-, Forst- und Ernährungswissenschaften, Veterinärmedizin | Anzahl | 11 | 67 | 290 | 205 | 157 | 730 |
| | | % von 1. Studienfach (Fächergruppe) | 1,5% | 9,2% | 39,7% | 28,1% | 21,5% | 100,0% |
| | Ingenieurwissenschaften | Anzahl | 312 | 760 | 2391 | 1970 | 1447 | 6880 |
| | | % von 1. Studienfach (Fächergruppe) | 4,5% | 11,0% | 34,8% | 28,8% | 21,0% | 100,0% |
| | Kunst, Kunstwissenschaft | Anzahl | 22 | 69 | 214 | 237 | 221 | 763 |
| | | % von 1. Studienfach (Fächergruppe) | 2,9% | 9,0% | 28,0% | 31,1% | 29,0% | 100,0% |
| | Außerhalb der Studienbereichsgliederung | Anzahl | 0 | 0 | 0 | 0 | 1 | 1 |
| | | % von 1. Studienfach (Fächergruppe) | 0,0% | 0,0% | 0,0% | 0,0% | 100,0% | 100,0% |
| Gesamt | | Anzahl | 926 | 2870 | 8981 | 7434 | 6108 | 26319 |
| | | % von 1. Studienfach (Fächergruppe) | 3,5% | 10,9% | 34,1% | 28,2% | 23,2% | 100,0% |

*Abbildung 7 Bildungsstatus im Elternhaus und das erste Studienfach*

Neben dem höchsten Schulabschluss der Eltern ist es ebenfalls relevant den Bildungsstatus der Eltern anzuschauen, d.h. kommen die Studierenden aus einem Akademiker oder Nichtakademikerhaushalt? Der Bildungsstatus bzw. die Bildungsherkunft des Elternhauses variieren in Abhängigkeit mit dem ersten Studienfach der Studierenden. An der Kreuztabelle ist zu erkennen, dass 23,2% der Eltern Doppeltakademiker sind, d.h. beide Elternteile besitzen einen akademischen Abschluss. Diese werden nun mit der Erststudienwahl der Studierenden verglichen. Interessanterweise ist zu erkennen, dass Studierende der Humanmedizin zu 35,8% aus einem doppelt akademischen Elternhaus kommen, während der Anteil in den Rechtswissenschaften bei 21,9%, in den Ingenieurswissenschaften bei 21,0% und beispielsweise in Kunst bei 29,0% liegt. Der Anteil von Doppeltakademikern und Medizinstudierenden ist auffällig hoch als in anderen Studiengängen. Um diese Feststellung zu bestätigen, wird die Gruppe der Eltern mit einem Elternteil mit Hochschulabschluss herangezogen. Dies entspricht der Gesamtanzahl von 28,2% und auch hier wird deutlich, dass Medizinstudierende mit 29,9% in oberen Bereichen vertreten sind. Damit kann festgehalten werden, dass fast 2/3 der Medizinstudierenden aus Akademikerhaushalten stammen (insgesamt 65,7% Medizinstudierende aus Akademikerhaushalten), während es bei bspw. Ingenieurwissenschaftsstudierenden 49,6% oder Rechtswissenschaftsstudierenden 48,8% und somit fast die Hälfte sind. Ein Hochschulabschluss der Eltern scheint ein eindeutiger Faktor zu sein, da Medizinstudierende aus doppelt nicht-akademischem Haushalt, d.h. beide Eltern besitzen keine Hochschulabschlüsse, zu 24,8% und Studierende von einem Elternteil mit nicht-akademischem Abschluss zu 7,9% (zusammen 32,7%) repräsentiert sind. Das ist eine hohe Differenz mit 33 Prozentpunkten zu Studierenden aus Akademikerhaushalten. Auch hier bilden also Studierende aus Akademikerhaushalten den größten Anteil.

Insgesamt lassen sich eindeutige Korrelationen zwischen dem Bildungshintergrund des Elternhauses und der Studienwahl des Kindes feststellen. Der Schulabschluss der Eltern beeinflusst stark die Entscheidung des Kindes zu studieren, und je höher der Schulabschluss der Eltern, desto eher studieren sie. Die erste Hypothese (*„Ein hohes Bildungsniveau der Eltern begünstigt die Wahl eines jungen Menschen für ein Medizinstudium"*.), wird somit verifiziert.

### 3.3 Hypothese 2: Medizinstudierende und eine altruistische Motivation

Wie im vorherigen Kapitel erwähnt, gehen wir davon aus, dass eine altruistische Motivation (Menschen helfen wollen, Umgang mit Menschen) der Berufswahl die Studienwahl des Medizinstudienganges erhöht.

**1. Studienfach (Fächergruppe) * Studienwahlmotive: um anderen zu helfen Kreuztabelle**

| | | | Studienwahlmotive: um anderen zu helfen | | | | | |
| | | | [1] trifft gar nicht zu | [2] 2 | [3] 3 | [4] 4 | [5] trifft voll und ganz zu | Gesamt |
|---|---|---|---|---|---|---|---|---|
| 1. Studienfach (Fächergruppe) | Geisteswissenschaften | Anzahl | 243 | 197 | 221 | 302 | 184 | 1147 |
| | | % von 1. Studienfach (Fächergruppe) | 21,2% | 17,2% | 19,3% | 26,3% | 16,0% | 100,0% |
| | Sport | Anzahl | 6 | 13 | 26 | 23 | 12 | 80 |
| | | % von 1. Studienfach (Fächergruppe) | 7,5% | 16,3% | 32,5% | 28,7% | 15,0% | 100,0% |
| | Rechts-, Wirtschafts- und Sozialwissenschaften | Anzahl | 582 | 601 | 643 | 696 | 452 | 2974 |
| | | % von 1. Studienfach (Fächergruppe) | 19,6% | 20,2% | 21,6% | 23,4% | 15,2% | 100,0% |
| | Mathematik, Naturwissenschaften | Anzahl | 273 | 238 | 280 | 332 | 148 | 1271 |
| | | % von 1. Studienfach (Fächergruppe) | 21,5% | 18,7% | 22,0% | 26,1% | 11,6% | 100,0% |
| | Humanmedizin/Gesundheitswissenschaften | Anzahl | 22 | 36 | 59 | 135 | 172 | 424 |
| | | % von 1. Studienfach (Fächergruppe) | 5,2% | 8,5% | 13,9% | 31,8% | 40,6% | 100,0% |
| | Agrar-, Forst- und Ernährungswissenschaften, Veterinärmedizin | Anzahl | 34 | 60 | 63 | 60 | 30 | 247 |
| | | % von 1. Studienfach (Fächergruppe) | 13,8% | 24,3% | 25,5% | 24,3% | 12,1% | 100,0% |
| | Ingenieurwissenschaften | Anzahl | 711 | 595 | 600 | 286 | 96 | 2288 |
| | | % von 1. Studienfach (Fächergruppe) | 31,1% | 26,0% | 26,2% | 12,5% | 4,2% | 100,0% |
| | Kunst, Kunstwissenschaft | Anzahl | 68 | 51 | 46 | 35 | 12 | 212 |
| | | % von 1. Studienfach (Fächergruppe) | 32,1% | 24,1% | 21,7% | 16,5% | 5,7% | 100,0% |
| | Außerhalb der Studienbereichsgliederung | Anzahl | 0 | 1 | 0 | 0 | 0 | 1 |
| | | % von 1. Studienfach (Fächergruppe) | 0,0% | 100,0% | 0,0% | 0,0% | 0,0% | 100,0% |
| Gesamt | | Anzahl | 1939 | 1792 | 1938 | 1869 | 1106 | 8644 |
| | | % von 1. Studienfach (Fächergruppe) | 22,4% | 20,7% | 22,4% | 21,6% | 12,8% | 100,0% |

*Abbildung 8 Studienwahlmotiv: Anderen helfen und das erste Studienfach*

Die Verteilung der Kreuztabelle der Variablen des ersten Studienfaches mit dem Studienwahlmotiv, anderen Menschen helfen zu wollen, zeigt, dass Humanmedizinstudierende mit 31,8% zu „trifft zu" und 40,6% zu „trifft voll und ganz zu" (zusammen also 72,4%) vergleichsweise zu anderen Studiengängen wieder einen großen Anteil bilden. Dabei ist außerdem zu beachten, dass insgesamt 21,6% der Studierenden die Angabe „trifft zu" und 12,8% der Studierenden die Angabe „trifft voll und ganz zu" betätigt haben. Dann wird die Auffälligkeit der Medizinstudierenden aus der fünften Kategorie (insgesamt 12,8% der Studierenden) deutlich, da 40,6% der Medizinstudierenden angegeben haben, dass sie ihren Studiengang aus dem Motiv ‚*anderen Menschen helfen zu wollen*' ausgesucht haben. Demgegenüber haben Studierende der Rechts-, Wirtschafts- und Sozialwissenschaften mit 23,4% zu „trifft zu" und 15% zu „trifft voll und ganz zu" (insgesamt 38,6%) gewählt. Gefolgt von Mathematik bzw. Naturwissenschaftsstudierende an zweiter Stelle, die zu (37,7% „trifft zu" und „trifft voll und ganz zu") das Motiv anderen Menschen helfen zu wollen als Studienentscheidung angegeben haben. Wenn an der dieser Stelle berücksichtigt wird, dass insgesamt 34,4% der

16

Studierenden die vierte und fünfte Antwortmöglichkeit angekreuzt haben, wird deutlich, dass mit 72,4% die Medizinstudierenden deutlich überrepräsentiert sind.

(Skala von 0 = nicht nützlich bis 6 = sehr nützlich; Angaben in Prozent für Kategorien: 5-6 = sehr nützlich)

| Nutzen-erwartungen | Universitäten | | | | | | | Fachhochschulen | | |
|---|---|---|---|---|---|---|---|---|---|---|
| | Kult. wiss. | Soz. wiss. | Rechts- wiss. | Wirt.- wiss. | Medi- zin | Nat.- wiss. | Ing.- wiss. | Soz.- wiss. | Wirt.- wiss. | Ing.- wiss. |
| interessante Arbeit | 73 | 77 | 80 | 75 | 89 | 82 | 82 | 81 | 77 | 80 |
| gutes Einkommen | 39 | 44 | 79 | 77 | 58 | 62 | 69 | 30 | 79 | 70 |
| hohe soziale Position | 26 | 25 | 55 | 39 | 43 | 28 | 28 | 22 | 43 | 32 |
| eigene Ideen entwickeln | 65 | 62 | 47 | 46 | 51 | 55 | 55 | 61 | 52 | 56 |
| Fachausbildung | 80 | 75 | 70 | 62 | 81 | 81 | 73 | 81 | 65 | 69 |
| gute wissenschaft-liche Ausbildung | 69 | 62 | 73 | 63 | 69 | 78 | 68 | 70 | 61 | 60 |
| Allgemeinbildung | 66 | 59 | 56 | 55 | 42 | 43 | 42 | 54 | 53 | 45 |
| Berufstätigkeit hinauszögern | 10 | 9 | 8 | 8 | 5 | 8 | 10 | 10 | 8 | 7 |
| Menschen helfen | 39 | 53 | 44 | 28 | 72 | 32 | 23 | 71 | 27 | 29 |
| Gesellschaft verbessern | 45 | 55 | 46 | 34 | 48 | 42 | 38 | 59 | 28 | 34 |

*Abbildung 9 Erwartungen an den Nutzen eines Hochschulstudiums nach Fächergruppen Quelle: AG Hochschulforschung 2013*

Diese Resultate spiegeln sich auch in den Ergebnissen der 12. Studierendensurvey der Arbeitsgruppe Hochschulforschung wider. Hier wurden Studierende zu den Erwartungen an den Nutzen des Studiums befragt. Je nach Fächergruppe lässt sich erkennen, dass Medizinstudierende eine hohe Nutzenerwartung an ihrem Studiengang haben. Das Ergebnis, das Medizinstudierende zu 72,4% das altruistische Motiv 'helfen' wichtig für Ihre Studienfachwahl nennen bestätigt eine Befragung der AG Hochschulforschung (12. Studierendensurvey BMBF 2013, S. 15), die nach den Erwartungen an den Nutzen eines Hochschulstudiums u.a. nach Fächerwahl fragt. Hier nennen 72% der Studierenden „Menschen helfen wollen" als nützlich oder sehr nützlich.

**1. Studienfach (Fächergruppe) * Studienwahlmotive: um viel Umgang mit Menschen zu haben Kreuztabelle**

| | | | Studienwahlmotive: um viel Umgang mit Menschen zu haben | | | | | Gesamt |
|---|---|---|---|---|---|---|---|---|
| | | | [1] trifft gar nicht zu | [2] 2 | [3] 3 | [4] 4 | [5] trifft voll und ganz zu | |
| 1. Studienfach (Fächergruppe) | Geisteswissenschaften | Anzahl | 176 | 167 | 229 | 290 | 289 | 1150 |
| | | % von 1. Studienfach (Fächergruppe) | 15,3% | 14,5% | 19,8% | 25,2% | 25,1% | 100,0% |
| | Sport | Anzahl | 3 | 9 | 19 | 35 | 14 | 80 |
| | | % von 1. Studienfach (Fächergruppe) | 3,8% | 11,3% | 23,8% | 43,8% | 17,5% | 100,0% |
| | Rechts-, Wirtschafts- und Sozialwissenschaften | Anzahl | 312 | 582 | 749 | 766 | 576 | 2985 |
| | | % von 1. Studienfach (Fächergruppe) | 10,5% | 19,5% | 25,1% | 25,7% | 19,3% | 100,0% |
| | Mathematik, Naturwissenschaften | Anzahl | 402 | 338 | 256 | 144 | 135 | 1275 |
| | | % von 1. Studienfach (Fächergruppe) | 31,5% | 26,5% | 20,1% | 11,3% | 10,6% | 100,0% |
| | Humanmedizin/Gesundheitswissenschaften | Anzahl | 25 | 37 | 74 | 135 | 154 | 425 |
| | | % von 1. Studienfach (Fächergruppe) | 5,9% | 8,7% | 17,4% | 31,8% | 36,2% | 100,0% |
| | Agrar-, Forst- und Ernährungswissenschaften, Veterinärmedizin | Anzahl | 40 | 70 | 78 | 45 | 16 | 249 |
| | | % von 1. Studienfach (Fächergruppe) | 16,1% | 28,1% | 31,3% | 18,1% | 6,4% | 100,0% |
| | Ingenieurwissenschaften | Anzahl | 670 | 683 | 616 | 256 | 58 | 2283 |
| | | % von 1. Studienfach (Fächergruppe) | 29,3% | 29,9% | 27,0% | 11,2% | 2,5% | 100,0% |
| | Kunst, Kunstwissenschaft | Anzahl | 43 | 29 | 57 | 59 | 27 | 215 |
| | | % von 1. Studienfach (Fächergruppe) | 20,0% | 13,5% | 26,5% | 27,4% | 12,6% | 100,0% |
| | Außerhalb der Studienbereichsgliederung | Anzahl | 0 | 1 | 0 | 0 | 0 | 1 |
| | | % von 1. Studienfach (Fächergruppe) | 0,0% | 100,0% | 0,0% | 0,0% | 0,0% | 100,0% |
| Gesamt | | Anzahl | 1671 | 1916 | 2077 | 1730 | 1269 | 8663 |
| | | % von 1. Studienfach (Fächergruppe) | 19,3% | 22,1% | 24,0% | 20,0% | 14,6% | 100,0% |

*Abbildung 10 Studienwahlmotiv: Viel Umgang mit Menschen und das erste Studienfach*

Ein anderes Motiv, das mit einer altruistischen Haltung bzw. dem Wunsch, anderen Menschen helfen zu wollen, einhergeht ist, das Studienwahlmotiv im späteren Beruf viel Umgang mit Menschen zu haben, welches selbstverständlich von Medizinerstudenten erwartet wird. Unsere Kreuztabelle zu den Variablen dieses Studienwahlmotivs und dem ersten Studienfach zeigen erneut auf, dass von insgesamt 34,6% der Studierenden aus der Kategorie 4 ‚trifft zu' und der Kategorie 5 ‚trifft voll und ganz zu', Medizinstudierende mit 36,2% „trifft voll und ganz zu" und 31,8% „trifft zu" dieser Begründung zu ihrer Studienwahl zugestimmt haben (insgesamt 68%). Dahingegen haben 45% Rechtswissenschaftsstudierende und 13,7% Ingenieurwissenschaftsstudierende diese Frage mit der vierten und fünften Kategorie beantwortet. In diesem Zusammenhang wird der Unterschied deutlich.

Während bei Medizin- und Rechtswissenschaftsstudierenden die Aussage gemacht werden kann, dass bei ungefähr der Hälfte der Studierenden dieses Motiv sehr relevant war, wird bei Ingenieurwissenschaftsstudierenden sehr deutlich, dass hier möglicherweise andere Motive entscheidend waren.

Zur Unterstützung der Aussagefähigkeit wird ein weiteres Ergebnis der AG zur Hochschulforschung herangezogen, die unter anderem auch die Berufswerte von individuellen Fächergruppenprofilen untersucht haben. Dort haben besonders Medizinstudierende altruistische Gründe der Berufswahl angegeben. So lagen sie bei Angaben wie „mit Menschen arbeiten", „Nützliches für Allgemeinheit tun" oder „anderen Menschen helfen" wollen weit vorne. Die Ergebnisse haben gezeigt, dass für ca. 82% der Medizinstudenten die Arbeit mit Menschen von sehr großer Bedeutung seien. Darüber hinaus wurde festgestellt, dass das Einkommen, welches eher einer materiellen Motivation, und dementsprechend der altruistischen Motivation gegenübergestellt werden kann, keinen hochrangigen Faktor für Medizinstudenten darstelle. Sie liegen in diesem Bereich mit ca. 22% weit hinten (BMBF 2013, S. 57). Durch diesen Vergleich zeigt die Gruppe der Medizinstudenten eine hohe Affinität zu altruistischen Motiven.

**1. Studienfach (Fächergruppe) * Studienwahlmotive: gute Einkommenschancen Kreuztabelle**

| | | | Studienwahlmotive: gute Einkommenschancen | | | | | |
| | | | [1] trifft gar nicht zu | [2] 2 | [3] 3 | [4] 4 | [5] trifft voll und ganz zu | Gesamt |
|---|---|---|---|---|---|---|---|---|
| 1. Studienfach (Fächergruppe) | Geisteswissenschaften | Anzahl | 278 | 210 | 268 | 287 | 110 | 1153 |
| | | % von 1. Studienfach (Fächergruppe) | 24,1% | 18,2% | 23,2% | 24,9% | 9,5% | 100,0% |
| | Sport | Anzahl | 15 | 17 | 22 | 19 | 7 | 80 |
| | | % von 1. Studienfach (Fächergruppe) | 18,8% | 21,3% | 27,5% | 23,8% | 8,8% | 100,0% |
| | Rechts-, Wirtschafts- und Sozialwissenschaften | Anzahl | 268 | 397 | 568 | 1029 | 729 | 2991 |
| | | % von 1. Studienfach (Fächergruppe) | 9,0% | 13,3% | 19,0% | 34,4% | 24,4% | 100,0% |
| | Mathematik, Naturwissenschaften | Anzahl | 138 | 176 | 318 | 450 | 188 | 1270 |
| | | % von 1. Studienfach (Fächergruppe) | 10,9% | 13,9% | 25,0% | 35,4% | 14,8% | 100,0% |
| | Humanmedizin/Gesundheitswissenschaften | Anzahl | 28 | 47 | 97 | 177 | 77 | 426 |
| | | % von 1. Studienfach (Fächergruppe) | 6,6% | 11,0% | 22,8% | 41,5% | 18,1% | 100,0% |
| | Agrar-, Forst- und Ernährungswissenschaften, Veterinärmedizin | Anzahl | 23 | 54 | 77 | 74 | 23 | 251 |
| | | % von 1. Studienfach (Fächergruppe) | 9,2% | 21,5% | 30,7% | 29,5% | 9,2% | 100,0% |
| | Ingenieurwissenschaften | Anzahl | 76 | 149 | 367 | 988 | 712 | 2292 |
| | | % von 1. Studienfach (Fächergruppe) | 3,3% | 6,5% | 16,0% | 43,1% | 31,1% | 100,0% |
| | Kunst, Kunstwissenschaft | Anzahl | 76 | 44 | 43 | 41 | 10 | 214 |
| | | % von 1. Studienfach (Fächergruppe) | 35,5% | 20,6% | 20,1% | 19,2% | 4,7% | 100,0% |
| | Außerhalb der Studienbereichsgliederung | Anzahl | 0 | 1 | 0 | 0 | 0 | 1 |
| | | % von 1. Studienfach (Fächergruppe) | 0,0% | 100,0% | 0,0% | 0,0% | 0,0% | 100,0% |
| Gesamt | | Anzahl | 902 | 1095 | 1760 | 3065 | 1856 | 8678 |
| | | % von 1. Studienfach (Fächergruppe) | 10,4% | 12,6% | 20,3% | 35,3% | 21,4% | 100,0% |

*Abbildung 11 Gute Einkommenschancen und das erste Studienfach*

Eine Kreuzung des Studienwahlmotivs „gute Einkommenschancen" mit dem ersten Studienfach der Primärquelle bestätigt diese Aussage. Es ist an der Tabelle festzustellen, dass im Gegensatz zu anderen Studierenden anderer

Studiengänge wie den Ingenieurwissenschaften, Medizinstudierende keine Priorität in den Einkommenschancen als Wahl Ihres aktuellen Studiengangs zeigen. Hier haben insgesamt 56,7% der Studierenden die Antwortmöglichkeiten ‚trifft zu' (35,3%) und ‚trifft voll und ganz zu' (21,4%) angekreuzt. Während Ingenieurwissenschaftsstudierende mit 43,1% die Skala trifft zu und mit 31,1% die Skala trifft voll und ganz zu angekreuzt haben (insgesamt 74,2%) und damit bestätigen, dass sie ihren aktuellen Studiengang aufgrund guter Einkommenschancen gewählt haben, wurde dies mit 41,5% („trifft zu") und 18,1% („trifft voll und ganz zu") und damit insgesamt zu 59,6% bei den Medizinstudierenden als Grund angegeben. Auch wenn hier die Ingenieurwissenschaftsstudierende deutlich vorne liegen, ist auch ein finanzielles Motiv bei den Medizinstudierenden nicht ausschließen. Bemerkenswert ist, dass die vierte Kategorie ‚trifft zu' stark von Studierenden angekreuzt wurde, welches darauf schließen lässt, dass ihnen der finanzielle Aspekt - auch wenn nicht an erster Stelle - sehr wichtig ist.

Die Betrachtung dieser Aspekte bestätigt die zweite Hypothese, dass eine hohe altruistische Motivation die Wahl eines Medizinstudiums begünstigt.

### 3.4 Hypothese 3: Medizinstudierende und das Geschlecht

Im vorherigen Kapitel wurde zudem erwähnt, dass das Geschlecht ein Einfluss auf die Studienwahl haben kann, und somit wurde die dritte Hypothese aufgestellt. Nun wird die dritte Hypothese anhand der Daten der 21. Sozialerhebung und des statistischen Bundesamtes überprüft.

**1. Studienfach (Fächergruppe) * Geschlecht (aggregiert) Kreuztabelle**

| | | | Geschlecht (aggregiert) | | Gesamt |
|---|---|---|---|---|---|
| | | | weiblich | maennlich | |
| 1. Studienfach (Fächergruppe) | Geisteswissenschaften | Anzahl | 2805 | 937 | 3742 |
| | | % von 1. Studienfach (Fächergruppe) | 75,0% | 25,0% | 100,0% |
| | Sport | Anzahl | 148 | 136 | 284 |
| | | % von 1. Studienfach (Fächergruppe) | 52,1% | 47,9% | 100,0% |
| | Rechts-, Wirtschafts- und Sozialwissenschaften | Anzahl | 5710 | 3026 | 8736 |
| | | % von 1. Studienfach (Fächergruppe) | 65,4% | 34,6% | 100,0% |
| | Mathematik, Naturwissenschaften | Anzahl | 2057 | 1692 | 3749 |
| | | % von 1. Studienfach (Fächergruppe) | 54,9% | 45,1% | 100,0% |
| | Humanmedizin/Gesundh eitswissenschaften | Anzahl | 1426 | 507 | 1933 |
| | | % von 1. Studienfach (Fächergruppe) | 73,8% | 26,2% | 100,0% |
| | Agrar-, Forst- und Ernährungswissenschaft en, Veterinärmedizin | Anzahl | 478 | 275 | 753 |
| | | % von 1. Studienfach (Fächergruppe) | 63,5% | 36,5% | 100,0% |
| | Ingenieurwissenschaften | Anzahl | 1874 | 5274 | 7148 |
| | | % von 1. Studienfach (Fächergruppe) | 26,2% | 73,8% | 100,0% |
| | Kunst, Kunstwissenschaft | Anzahl | 536 | 249 | 785 |
| | | % von 1. Studienfach (Fächergruppe) | 68,3% | 31,7% | 100,0% |
| | Außerhalb der Studienbereichsgliederu ng | Anzahl | 1 | 0 | 1 |
| | | % von 1. Studienfach (Fächergruppe) | 100,0% | 0,0% | 100,0% |
| Gesamt | | Anzahl | 15035 | 12096 | 27131 |
| | | % von 1. Studienfach (Fächergruppe) | 55,4% | 44,6% | 100,0% |

*Abbildung 12 Das erste Studienfach und das Geschlecht*

Die abgebildete Tabelle zeigt die Studienfachwahl und jeweils den Anteil der einzelnen Geschlechter. Im Studienfach Medizin sind von insgesamt 1.933 Personen, 1.426 Studierende weiblich (73,8%) und 507 Studierende männlich (26,2%). Die üblichen Studienfächer zeigen divere Geschlechterverteilungen. Demnach lässt sich kein direkter Zusammenhang zwischen dem Geschlecht der Studierenden und der Studienfachwahl erkennen. „Der Arztberuf war über mehrere Jahrhunderte hinweg ein Männerberuf" (Gold 2008, S.1).

Allerdings sind die weiblichen Studierenden im Fach Medizin deutlich überrepräsentiert, was hier dafür sprechen würde, dass heutzutage Frauen eher Medizin studieren. Wir hatten vorhin bestätigt, dass ein altruistisches Studienwahlmotiv mit dem Medizinstudium korreliert. So ist es dennoch verwunderlich, dass das weibliche Geschlecht in der Überzahl dieser Kreuztabelle dargestellt ist. Im Vergleich dazu ist das männliche Geschlecht

21

eher im Bereich der Ingeniuerwissenschaften mit 43,6% überrepräsentiert. So entscheiden sich Frauen für Studiengänge im Bereich Care Giving und Männer für Studiengänge mit technischem Schwerpunkt.

| Fächergruppe | Wintersemester | | | | | | | | | |
|---|---|---|---|---|---|---|---|---|---|---|
| | 2014/2015 | | 2015/2016 | | 2016/2017 | | 2017/2018 | | 2018/2019 | |
| | insgesamt | weiblich | insgesamt | weiblich | insgesamt | weiblich | insgesamt | weiblich | insgesamt | weiblich |
| **Studierende insgesamt** | | | | | | | | | | |
| Geisteswissenschaften | 499 561 | 352 420 | 339 730 | 228 730 | 342 928 | 230 074 | 341 642 | 229 164 | 336 193 | 225 427 |
| Sport | 28 098 | 10 754 | 27 771 | 10 566 | 27 822 | 10 601 | 28 199 | 10 845 | 28 461 | 11 161 |
| Rechts-, Wirtschafts- und Sozialwissenschaften | 822 745 | 427 658 | 1 006 645 | 567 467 | 1 025 852 | 580 336 | 1 048 789 | 595 163 | 1 066 411 | 608 909 |
| Mathematik, Naturwissenschaften | 490 433 | 180 507 | 309 194 | 145 550 | 315 393 | 149 532 | 318 675 | 152 772 | 319 992 | 155 683 |
| Humanmedizin/Gesundheitswissenschaften | 157 166 | 102 579 | 166 331 | 108 595 | 171 024 | 112 432 | 176 633 | 116 529 | 180 916 | 120 282 |
| Gesundheitswissenschaften allgemein | 54 283 | 39 681 | 61 248 | 44 283 | 63 916 | 46 461 | 67 536 | 48 996 | 69 550 | 50 771 |
| Humanmedizin (ohne Zahnmedizin) | 87 863 | 53 352 | 89 998 | 54 638 | 92 011 | 56 246 | 93 946 | 57 765 | 96 115 | 59 636 |
| Zahnmedizin | 15 020 | 9 546 | 15 085 | 9 674 | 15 097 | 9 725 | 15 151 | 9 768 | 15 251 | 9 875 |
| Agrar-, Forst- und Ernährungswissenschaften, Veterinärmedizin | 61 054 | 35 533 | 62 126 | 36 068 | 63 253 | 36 975 | 63 579 | 37 166 | 62 985 | 36 948 |
| Ingenieurwissenschaften | 545 408 | 121 675 | 748 933 | 166 020 | 763 354 | 172 742 | 769 085 | 177 575 | 774 552 | 182 449 |
| Kunst, Kunstwissenschaft | 91 388 | 57 422 | 93 224 | 58 552 | 93 717 | 58 731 | 94 264 | 58 914 | 94 189 | 59 042 |
| Sonstige Fächer und ungeklärt | 3 057 | 1 828 | 3 845 | 2 125 | 3 667 | 1 962 | 4 112 | 2 207 | 4 523 | 2 343 |
| Insgesamt | 2 698 910 | 1 290 376 | 2 757 799 | 1 323 673 | 2 807 010 | 1 353 385 | 2 844 978 | 1 380 335 | 2 868 222 | 1 402 244 |

*Abbildung 13 Deutsche und ausländische Studierende nach Fächergruppen Quelle: Statistisches Bundesamt*

Die Angaben des statistischen Bundesamtes (2019) verdeutlichen, dass über die Wintersemester von 2014 bis 2018 die weiblichen Studierenden des Fachs Medizin in ihrer Gesamtzahl, im Verhältnis zu den männlichen Studierenden weit überrepräsentiert waren. Zum Wintersemester 2014/2015 waren von 87.863 Humanmedizinstudierenden, 53.352 Studenten weiblich und zum Wintersemester 2018/19 hat sich die Anzahl sogar noch gesteigert. Zu der Zeit haben insgesamt 96.115 Studierende Humanmedizin studiert, davon waren es 59.636 weibliche Studierende.

Der Hintergrund für diese Überrepräsentation kann, wie bereits angesprochen, in den traditionellen Rollenmustern von jungen Menschen liegen, bei der sowohl das Elternhaus als auch die Gesellschaft einen großen Einfluss haben. So würden männliche Schüler häufiger technische und handwerkliche Berufe bevorzugen (IfDA 2014, S.4). Dieser Aspekt bestätigt sich erneut bei den Angaben des statistischen Bundesamtes. Männliche Studierende dominieren hier Studiengänge, wie Ingenieurwissenschaften mit ca. 76%, während nur 182.449 von 774.552 Studierenden hier weiblich waren.

Dieser Trend zeigt sich auch in Abbildung 11. Dort haben lediglich 5.274 Studierende der Ingenieurwissenschaften von 7.148 Studierenden angegeben, das männliche Geschlecht zu besitzen, während ca. 12,5%,1.874 Studierende des weiblichen Geschlechts waren.

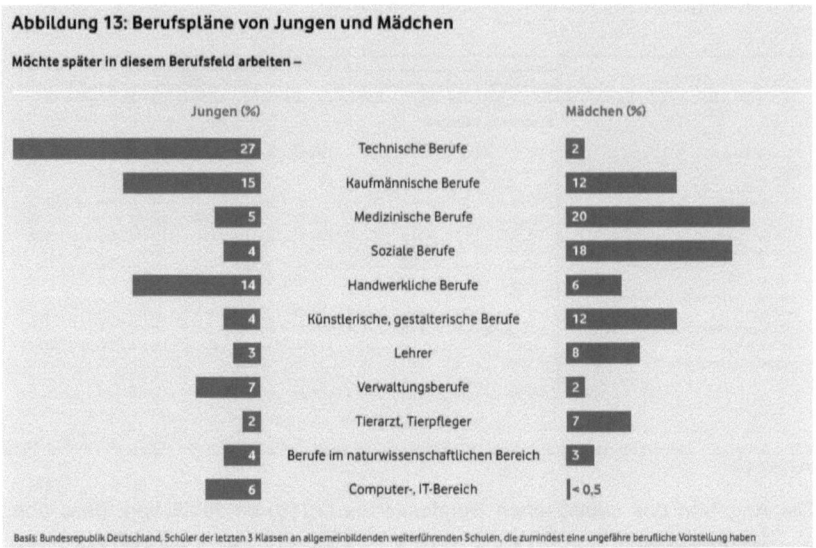

**Abbildung 13: Berufspläne von Jungen und Mädchen**

Möchte später in diesem Berufsfeld arbeiten –

| Jungen (%) | | Mädchen (%) |
|---|---|---|
| 27 | Technische Berufe | 2 |
| 15 | Kaufmännische Berufe | 12 |
| 5 | Medizinische Berufe | 20 |
| 4 | Soziale Berufe | 18 |
| 14 | Handwerkliche Berufe | 6 |
| 4 | Künstlerische, gestalterische Berufe | 12 |
| 3 | Lehrer | 8 |
| 7 | Verwaltungsberufe | 2 |
| 2 | Tierarzt, Tierpfleger | 7 |
| 4 | Berufe im naturwissenschaftlichen Bereich | 3 |
| 6 | Computer-, IT-Bereich | < 0,5 |

Basis: Bundesrepublik Deutschland. Schüler der letzten 3 Klassen an allgemeinbildenden weiterführenden Schulen, die zumindest eine ungefähre berufliche Vorstellung haben

*Abbildung 14 Berufspläne von Jungen und Mädchen Quelle: Institut für Demoskopie*

Bereits in jungen Jahren lässt sich die Einprägung der Rollenmuster bei Jungen und Mädchen beobachten. Dies wäre ein möglicher Erklärungsansatz für unsere Frage auf der vorherigen Seite. In der Befragung des Instituts für Demoskopie über die Berufsorientierung von Schülern der gymnasialen Oberstufe lässt sich durch die Abbildung 15 feststellen, dass Jungen mehrheitlich technische, kaufmännische oder handwerkliche Berufe als Interessengebiet angegeben haben, während Mädchen eine deutlich höhere Affinität zu medizinischen oder sozialen Berufen aufwiesen.

**Studienwahlmotive: um anderen zu helfen \* Geschlecht (aggregiert) Kreuztabelle**

| | | | Geschlecht (aggregiert) weiblich | maennlich | Gesamt |
|---|---|---|---|---|---|
| Studienwahlmotive: um anderen zu helfen | [1] trifft gar nicht zu | Anzahl | 926 | 998 | 1924 |
| | | % von Studienwahlmotive: um anderen zu helfen | 48,1% | 51,9% | 100,0% |
| | [2] 2 | Anzahl | 890 | 888 | 1778 |
| | | % von Studienwahlmotive: um anderen zu helfen | 50,1% | 49,9% | 100,0% |
| | [3] 3 | Anzahl | 988 | 929 | 1917 |
| | | % von Studienwahlmotive: um anderen zu helfen | 51,5% | 48,5% | 100,0% |
| | [4] 4 | Anzahl | 1151 | 700 | 1851 |
| | | % von Studienwahlmotive: um anderen zu helfen | 62,2% | 37,8% | 100,0% |
| | [5] trifft voll und ganz zu | Anzahl | 800 | 298 | 1098 |
| | | % von Studienwahlmotive: um anderen zu helfen | 72,9% | 27,1% | 100,0% |
| Gesamt | | Anzahl | 4755 | 3813 | 8568 |
| | | % von Studienwahlmotive: um anderen zu helfen | 55,5% | 44,5% | 100,0% |

*Abbildung 15 Das Geschlecht und das Studienwahlmotiv: Anderen helfen wollen*

Wir lassen die Variablen „Geschlecht" und „Studienwahlmotiv: Um anderen zu helfen" der Primärquelle unserer Forschung kreuzen und stellen auch hier fest, dass von 4.755 weiblichen Studierenden mit 72,9% dem voll und ganz zustimmen und ihren Studiengang, aufgrund dieses Motivs ausgesucht haben., Im Vergleich zu männlichen Studierenden (27,1%) wird festgehalten, dass sich die Annahme, traditionelle Rollenmuster beeinflussen die Studienwahl, bestätigen.

Unter Berücksichtigung dieses Aspektes und der anfangs verdeutlichten Überrepräsentation von Studentinnen in der Medizin, lässt sich die dritte Hypothese „Ein weibliches Geschlecht erhöht die Wahrscheinlichkeit sich für ein Medizinstudium zu entscheiden als ein männliches Geschlecht", verifizieren.

### 3.5 Hypothese 4: Medizinstudierende und das Fachinteresse

Im vorherigen Kapitel wurde erwähnt, dass Medizinstudierende ein hohes Fachinteresse an Ihrem Studiengang besitzen würden. Diese würde sich bereits in der gymnasialen Oberstufe durch die Wahl der Leistungsfächer und im späteren Studienverlauf durch eine Aktivierung des Forschungsinteresses widerspiegeln.

| | | | Studienwahlmotive: fachspezifisches Interesse | | | | | |
| | | | [1] trifft gar nicht zu | [2] 2 | [3] 3 | [4] 4 | [5] trifft voll und ganz zu | Gesamt |
|---|---|---|---|---|---|---|---|---|
| 1. Studienfach (Fächergruppe) | Geisteswissenschaften | Anzahl | 16 | 35 | 131 | 446 | 528 | 1156 |
| | | % von 1. Studienfach (Fächergruppe) | 1,4% | 3,0% | 11,3% | 38,6% | 45,7% | 100,0% |
| | Sport | Anzahl | 2 | 2 | 1 | 27 | 48 | 80 |
| | | % von 1. Studienfach (Fächergruppe) | 2,5% | 2,5% | 1,3% | 33,8% | 60,0% | 100,0% |
| | Rechts-, Wirtschafts- und Sozialwissenschaften | Anzahl | 62 | 155 | 426 | 1262 | 1077 | 2982 |
| | | % von 1. Studienfach (Fächergruppe) | 2,1% | 5,2% | 14,3% | 42,3% | 36,1% | 100,0% |
| | Mathematik, Naturwissenschaften | Anzahl | 19 | 27 | 109 | 428 | 692 | 1275 |
| | | % von 1. Studienfach (Fächergruppe) | 1,5% | 2,1% | 8,5% | 33,6% | 54,3% | 100,0% |
| | Humanmedizin/Gesundh eitswissenschaften | Anzahl | 10 | 8 | 30 | 135 | 243 | 426 |
| | | % von 1. Studienfach (Fächergruppe) | 2,3% | 1,9% | 7,0% | 31,7% | 57,0% | 100,0% |
| | Agrar-, Forst- und Ernährungswissenschaft en, Veterinärmedizin | Anzahl | 1 | 6 | 17 | 89 | 138 | 251 |
| | | % von 1. Studienfach (Fächergruppe) | 0,4% | 2,4% | 6,8% | 35,5% | 55,0% | 100,0% |
| | Ingenieurwissenschaften | Anzahl | 34 | 72 | 224 | 983 | 977 | 2290 |
| | | % von 1. Studienfach (Fächergruppe) | 1,5% | 3,1% | 9,8% | 42,9% | 42,7% | 100,0% |
| | Kunst, Kunstwissenschaft | Anzahl | 5 | 3 | 15 | 62 | 130 | 215 |
| | | % von 1. Studienfach (Fächergruppe) | 2,3% | 1,4% | 7,0% | 28,8% | 60,5% | 100,0% |
| | Außerhalb der Studienbereichsgliederu ng | Anzahl | 1 | 0 | 0 | 0 | 0 | 1 |
| | | % von 1. Studienfach (Fächergruppe) | 100,0% | 0,0% | 0,0% | 0,0% | 0,0% | 100,0% |
| Gesamt | | Anzahl | 150 | 308 | 953 | 3432 | 3833 | 8676 |
| | | % von 1. Studienfach (Fächergruppe) | 1,7% | 3,6% | 11,0% | 39,6% | 44,2% | 100,0% |

*Abbildung 16 Studienwahlmotiv: Fachspezifisches Interesse und das erste Studienfach*

Zunächst wird das fachspezifische Interesse in Korrelation zum Studienfach untersucht. Auf die Frage, wie wichtig das fachspezifische Interesse als Grund für die Wahl des aktuellen Studienganges ist, haben insgesamt 426 Medizinstudierende eine Antwort gegeben. Dabei haben insgesamt 83,8% Studierende der Studienfachwahl bezogen auf fachspezifisches Interesse zugestimmt (39,6% haben die vierte Kategorie und 44,2% die fünfte Kategorie angekreuzt). Insgesamt lässt sich ein ähnliches Ergebnis bei allen Studiengängen beobachten. Allerdings platziert sich das Medizinstudium mit 57,0% für die Antwortmöglichkeit „trifft voll und ganz zu" und mit 31,7% der vierten Kategorie „trifft zu" (insgesamt 88,7%) an dritter Stelle des Rankings. Die Spitze teilen sich Kunstwissenschaftsstudierende mit insgesamt 89,3%, gefolgt von Sportswissenschaftsstudierenden mit 93,8%, die angegeben haben, dass sie ihren Studiengang, aufgrund des fachlichen Interesses studieren.

Die 21. Sozialerhebung des Deutschen Studierendenwerkes scheint diesbezüglich kein eindeutiges Ergebnis zu liefern, weshalb wir uns zum Vergleichen eine andere Untersuchung anschauen.

Die Arbeitsgruppe „Hochschulforschung" der Universität Konstanz ist bei einer Befragung zu den Motiven der Fächerwahl nach Fächergruppen zum Wintersemester 2012/13 zu ähnlichen Ergebnissen gekommen. Auch dort stehen die Medizinstudierenden bei der Angabe des *Fachinteresses* als Wahl des Studienganges mit 84% an der oberen Spitze. Neben dem Fachinteresse geben Medizinstudierende auch Faktoren wie *eigene Begabung, berufliche Vielfalt, fester Berufswunsch, sicherer* Arbeitsplatz, Einkommenschancen und Führungsposition als Motivationsfaktoren für die Fachwahl an. Es ist nicht verwunderlich, dass die Mehrheit der Studierenden des Fachs Medizin das Fachinteresse an erster Stelle benannt haben, da dieses Motiv ein durchaus legitimes für die Studiengangwahl darstellt. Die Medizinstudierenden gaben an zweiter Stelle ein *sicherer Arbeitsplatz* mit 63% für sie als Antrieb für die Fachwahl an. An der dritten Stelle die *berufliche Vielfalt* mit 62% als eine der Gründe der Studienwahl. Gefolgt von dem *festen Berufswunsch* mit 57% und der *eigenen Begabung* mit 55%. Darüber würden die Motive *Einkommenschancen,* mit 24% und *Führungsposition* mit, 13% keine hohen Antriebe für Medizinstudierende darstellen (BMBF 2015, S.15). An dieser Stelle lässt sich die letzte Hypothese fast verifizieren.

**Fächergruppen: unterschiedliche Fachwahlmotive nach dem Geschlecht (WS 2012/13)**

(Skala von 0 = unwichtig bis 6 = sehr wichtig; Angaben in Prozent für Kategorien: 5-6 = sehr wichtig; nur Differenzen ≥ 10)

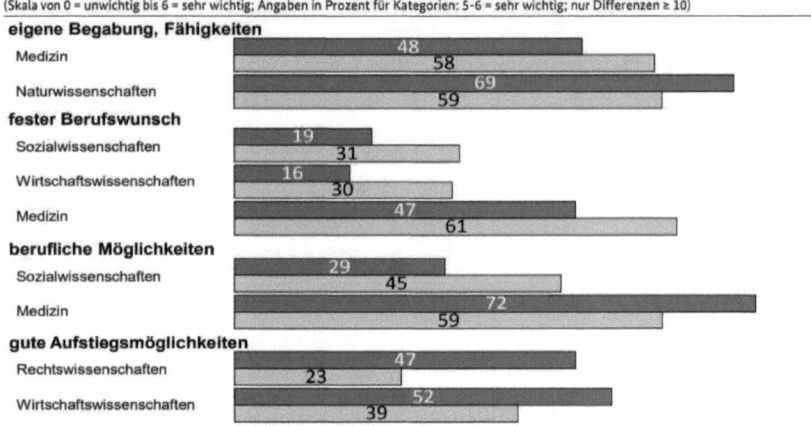

*Abbildung 16 Fachwahlmotiv und das Geschlecht Quelle: AG Hochschulforschung*

Hier wurden die Fachwahlmotive eigene Begabung, fester Berufswunsch, berufliche Möglichkeiten und gute Aufstiegsmöglichkeiten in Relation zum Geschlecht gesetzt. Letzteres ist für unsere Analyse weniger von Bedeutung, da Medizinstudierende keine Angaben dazu gemacht haben. Die Beobachtung des Diagramms führt zu der Erkenntnis, dass Medizinstudentinnen durch Motive wie der *eigenen Begabung* mit 58% oder des *festen Berufswunsches* mit 61% weit vor ihren männlichen Kommilitonen liegen. Während Medizinstudenten das Motiv der *beruflichen Möglichkeiten* mit 72% als Hauptgrund zur Wahl ihres Studiengangs angeben. Auch in Bezug zum Geschlecht sind unterschiedliche Motive festzustellen. Medizinstudentinnen scheinen von vornherein eine feste Planung in ihrer Studien- und Berufsorientierung gemacht zu haben und Selbstvertrauen in Bezug auf ihre Begabungen zu besitzen, während Medizinstudenten offener und für Zukunftsmöglichkeiten zu sein scheinen.

Wir werden die oben benannten Motive nun anhand der Primärquelle untersuchen und schauen, ob es Unterschiede festzustellen sind.

27

**1. Studienfach (Fächergruppe) * Studienwahlmotive: entspricht Neigungen/Begabungen Kreuztabelle**

| | | | Studienwahlmotive: entspricht Neigungen/Begabungen | | | | | |
|---|---|---|---|---|---|---|---|---|
| | | | [1] trifft gar nicht zu | [2] 2 | [3] 3 | [4] 4 | [5] trifft voll und ganz zu | Gesamt |
| 1. Studienfach (Fächergruppe) | Geisteswissenschaften | Anzahl | 8 | 18 | 102 | 433 | 596 | 1157 |
| | | % von 1. Studienfach (Fächergruppe) | 0,7% | 1,6% | 8,8% | 37,4% | 51,5% | 100,0% |
| | Sport | Anzahl | 1 | 1 | 3 | 29 | 46 | 80 |
| | | % von 1. Studienfach (Fächergruppe) | 1,3% | 1,3% | 3,8% | 36,3% | 57,5% | 100,0% |
| | Rechts-, Wirtschafts- und Sozialwissenschaften | Anzahl | 38 | 114 | 445 | 1367 | 1021 | 2985 |
| | | % von 1. Studienfach (Fächergruppe) | 1,3% | 3,8% | 14,9% | 45,8% | 34,2% | 100,0% |
| | Mathematik, Naturwissenschaften | Anzahl | 16 | 28 | 125 | 520 | 589 | 1278 |
| | | % von 1. Studienfach (Fächergruppe) | 1,3% | 2,2% | 9,8% | 40,7% | 46,1% | 100,0% |
| | Humanmedizin/Gesundheitswissenschaften | Anzahl | 9 | 11 | 46 | 185 | 174 | 425 |
| | | % von 1. Studienfach (Fächergruppe) | 2,1% | 2,6% | 10,8% | 43,5% | 40,9% | 100,0% |
| | Agrar-, Forst- und Ernährungswissenschaften, Veterinärmedizin | Anzahl | 2 | 8 | 32 | 108 | 102 | 252 |
| | | % von 1. Studienfach (Fächergruppe) | 0,8% | 3,2% | 12,7% | 42,9% | 40,5% | 100,0% |
| | Ingenieurwissenschaften | Anzahl | 33 | 73 | 292 | 1000 | 885 | 2283 |
| | | % von 1. Studienfach (Fächergruppe) | 1,4% | 3,2% | 12,8% | 43,8% | 38,8% | 100,0% |
| | Kunst, Kunstwissenschaft | Anzahl | 0 | 0 | 12 | 63 | 140 | 215 |
| | | % von 1. Studienfach (Fächergruppe) | 0,0% | 0,0% | 5,6% | 29,3% | 65,1% | 100,0% |
| | Außerhalb der Studienbereichsgliederung | Anzahl | 0 | 1 | 0 | 0 | 0 | 1 |
| | | % von 1. Studienfach (Fächergruppe) | 0,0% | 100,0% | 0,0% | 0,0% | 0,0% | 100,0% |
| Gesamt | | Anzahl | 107 | 254 | 1057 | 3705 | 3553 | 8676 |
| | | % von 1. Studienfach (Fächergruppe) | 1,2% | 2,9% | 12,2% | 42,7% | 41,0% | 100,0% |

*Abbildung 17 Studienwahlmotiv: Entspricht Neigungen/Begabungen und das erste Studienfach*

Die fachlichen Interessen können sich aus weiteren Komponenten, wie beispielsweise der eigenen Neigungen zum Fach hin bilden, da sich das Interesse meistens aus der Tatsache heraus entwickelt, dass eine gewisse Neigung zu den Themen bereits vorhanden ist bzw. Neigungen durch das Interesse neu entdeckt werden. Ein Blick auf die Kreuztabelle der gekreuzten Variablen des ersten Studienfaches und dem Studienwahlmotiv der Neigungen/Begabungen macht deutlich, dass 40,9% der Medizinstudierenden die Angabe zu „trifft voll und ganz zu" gewählt haben (insgesamt mit Kategorie 4 sind es 84,4% Medizinstudierende). Es haben insgesamt 83,7% Studierende (Kategorie 4: 42,7%, Kategorie 5: 41,0%) diesem Studienwahlmotiv zugestimmt. In der Gruppe liegen jedoch Studierende der Fächer Kunstwissenschaft mit 94,4% oder Sportwissenschaften mit 93,8% deutlich weiter vorne. Daraus kann nicht eindeutig schlussgefolgert werden, dass die eigenen Neigungen ein Hauptkriterium für die Wahl eines Medizinstudiums sind, wohingegen Studiengänge, wo bestimmte Begabungen und Talente erfordert werden (Kunst, Sport) in dieser Kategorie deutlich besser abschneiden. Diese Daten entsprechen der oben vorgestellten Befragung in

Abbildung 14, wo Medizinstudierende mit 55% die eigene Begabung als Kriterium für die Studienwahl angegeben hatten. Die eigene Begabung scheint also kein Hauptkriterium für die Studienorientierung zu sein.

**1. Studienfach (Fächergruppe) * Studienwahlmotive: fester Berufswunsch Kreuztabelle**

| | | | Studienwahlmotive: fester Berufswunsch | | | | | |
| | | | [1] trifft gar nicht zu | [2] 2 | [3] 3 | [4] 4 | [5] trifft voll und ganz zu | Gesamt |
|---|---|---|---|---|---|---|---|---|
| 1. Studienfach (Fächergruppe) | Geisteswissenschaften | Anzahl | 194 | 151 | 198 | 295 | 312 | 1150 |
| | | % von 1. Studienfach (Fächergruppe) | 16,9% | 13,1% | 17,2% | 25,7% | 27,1% | 100,0% |
| | Sport | Anzahl | 13 | 8 | 16 | 27 | 16 | 80 |
| | | % von 1. Studienfach (Fächergruppe) | 16,3% | 10,0% | 20,0% | 33,8% | 20,0% | 100,0% |
| | Rechts-, Wirtschafts- und Sozialwissenschaften | Anzahl | 373 | 500 | 659 | 852 | 606 | 2990 |
| | | % von 1. Studienfach (Fächergruppe) | 12,5% | 16,7% | 22,0% | 28,5% | 20,3% | 100,0% |
| | Mathematik, Naturwissenschaften | Anzahl | 247 | 220 | 270 | 291 | 250 | 1278 |
| | | % von 1. Studienfach (Fächergruppe) | 19,3% | 17,2% | 21,1% | 22,8% | 19,6% | 100,0% |
| | Humanmedizin/Gesundh eitswissenschaften | Anzahl | 35 | 34 | 71 | 114 | 172 | 426 |
| | | % von 1. Studienfach (Fächergruppe) | 8,2% | 8,0% | 16,7% | 26,8% | 40,4% | 100,0% |
| | Agrar-, Forst- und Ernährungswissenschaft en, Veterinärmedizin | Anzahl | 34 | 38 | 42 | 64 | 72 | 250 |
| | | % von 1. Studienfach (Fächergruppe) | 13,6% | 15,2% | 16,8% | 25,6% | 28,8% | 100,0% |
| | Ingenieurwissenschaften | Anzahl | 264 | 338 | 531 | 708 | 440 | 2281 |
| | | % von 1. Studienfach (Fächergruppe) | 11,6% | 14,8% | 23,3% | 31,0% | 19,3% | 100,0% |
| | Kunst, Kunstwissenschaft | Anzahl | 31 | 22 | 37 | 59 | 65 | 214 |
| | | % von 1. Studienfach (Fächergruppe) | 14,5% | 10,3% | 17,3% | 27,6% | 30,4% | 100,0% |
| | Außerhalb der Studienbereichsgliederu ng | Anzahl | 0 | 1 | 0 | 0 | 0 | 1 |
| | | % von 1. Studienfach (Fächergruppe) | 0,0% | 100,0% | 0,0% | 0,0% | 0,0% | 100,0% |
| Gesamt | | Anzahl | 1191 | 1312 | 1824 | 2410 | 1933 | 8670 |
| | | % von 1. Studienfach (Fächergruppe) | 13,7% | 15,1% | 21,0% | 27,8% | 22,3% | 100,0% |

*Abbildung 18 Studienwahlmotiv: Fester Berufswunsch und das erste Studienfach*

An den Ergebnissen des 12. Studierendensurveys wurde festgehalten, dass weibliche Studierende im Gegensatz zu männlichen Medizinstudierenden eine standhaftere Einstellung zur Berufsorientierung geäußert hatten. Schauen wir uns die Tabelle in Abbildung 18 an, wird ersichtlich, dass im Gegensatz zu anderen Studiengängen, Medizinstudierende mit hoher Motivation des festen Berufswunsches, 40,4% dies so angegeben haben (insgesamt sogar mit 67,2%). Dabei sind es insgesamt 50,1% der Studierenden, die dem Studienwahl mit der Kategorie 4 und 5 zugestimmt haben. Andere Studiengänge wie Geisteswissenschaften (52,8%), Sport (53,8%), Rechts-, Wirtschafts- und Sozialwissenschaften (48,8%), Ingenieurwissenschaften (50,3%) oder Kunstwissenschaften mit 58% vertreten. Es wurde anfangs bereits erfasst, dass die Mehrheit der Medizinstudierenden weiblich ist. Daraus lässt sich schließen, dass das Studienwahlmotiv des festen Berufswunsches ein durchaus plausibler Grund für die Studienwahl der Humanmedizin zu sein scheint.

Dies ist allerdings keine erstaunliche Tatsache, da die Entscheidung für einen bestimmten Beruf oder eine Ausbildung in einer Lebensphase erfolge, in der ein junger Mann oder eine junge Frau sich noch in einer Art Zwischenphase befinde und keine festen verbindlichen Entscheidungen trainiert habe. Aus diesem Grunde sei die Nähe der vertrauten Eltern so wertvoll und habe eine große emotionale Bedeutung (IfDA 2014, S.18).

| | Andere Fächer | Medizin | Jura | ET/MB | SoWi | WiWi | Natur- wissen- schaften | Geistes- wissen- schaften | Architek- tur/Bau- wesen | Mathe/ Informatik |
|---|---|---|---|---|---|---|---|---|---|---|
| *Modell 1*: Pseudo-R$^2$ (McFadden) = 0,062 | | | | | | | | | | |
| *Soziale Herkunft* | | | | | | | | | | |
| Arbeiterklassen | 1 | 1 | 1 | 1 | 1 | 1 | 1 | 1 | 1 | 1 |
| Mittelschichten | 1,34* | 1,69* | 1,63 | 1,13 | 1,42* | 1,65* | 1,38* | 1,39* | 1,27 | 1,19 |
| Obere Dienstklasse | 2,07* | 3,43* | 3,91* | 1,84* | 2,02* | 2,12* | 1,31 | 1,70* | 2,15* | 1,22 |
| *Leistungskurse* | | | | | | | | | | |
| Sprachen | 0,70* | 1,77* | 2,12 | 0,23* | 1,23 | 0,65* | 0,67* | 2,90* | 0,34* | 0,74 |
| Naturwissenschaften | 1,14 | 3,20* | 0,63 | 1,32 | 0,78 | 0,54* | 3,39* | 0,49* | 0,65 | 1,01 |
| Mathematik | 1,57* | 2,50* | 2,66* | 1,79* | 0,90 | 1,58* | 1,80* | 1,23 | 1,70* | 9,01* |
| Geschichte | 1,31 | 0,80 | 1,97 | 0,66 | 1,48* | 1,37 | 0,69 | 1,79* | 1,04 | 0,57 |
| % Anteile (N = 4244) | 9,4% | 3,1% | 1,0% | 6,9% | 8,6% | 6,1% | 8,7% | 10,3% | 3,4% | 5,7% |
| *Modell 2*: Pseudo-R$^2$ (McFadden) = 0,134 | | | | | | | | | | |
| *Soziale Herkunft* | | | | | | | | | | |
| Arbeiterklassen | 1 | 1 | 1 | 1 | 1 | 1 | 1 | 1 | 1 | 1 |
| Mittelschichten | 1,03 | 1,03 | 0,77 | 0,80 | 1,11 | 1,09 | 1,03 | 0,96 | 0,83 | 0,85 |
| Obere Dienstklasse | 1,18 | 1,18 | 1,12 | 0,93 | 1,44 | 1,08 | 0,85 | 0,99 | 1,13 | 0,73 |
| *Leistungskurse* | | | | | | | | | | |
| Sprachen | 0,67* | 0,67* | 1,89 | 0,21* | 1,23 | 0,53* | 0,66* | 2,91* | 0,35* | 0,70 |
| Naturwissenschaften | 1,19 | 1,19 | 0,52 | 1,22 | 0,80 | 0,53* | 3,66* | 0,52* | 0,68 | 1,01 |
| Mathematik | 1,07 | 1,07 | 1,68 | 1,30 | 0,71 | 1,08 | 1,24 | 0,90 | 1,09 | 6,32* |
| Geschichte | 1,23 | 1,23 | 1,87 | 0,56 | 1,36 | 1,15 | 0,72 | 1,68* | 1,02 | 0,58 |
| *Studienfachwahl* | | | | | | | | | | |
| Schulleistung | 1,80* | 1,80* | 2,85* | 1,57* | 1,55* | 2,22* | 2,32* | 1,77* | 1,21 | 2,19* |
| Beruflicher Nutzen | 1,19* | 1,19* | 1,57* | 1,47* | 1,20* | 1,43* | 1,34* | 1,12* | 1,10 | 1,46* |
| P (Statusverlust) | 1,77* | 1,77* | 1,98* | 2,19* | 1,77* | 2,09* | 1,69* | 1,58* | 1,61* | 1,70* |
| Betrag des Statusverlusts | 1,54* | 1,54* | 1,85* | 1,66* | 1,51* | 1,39* | 1,55* | 1,61* | 1,62* | 1,40* |
| Studienerfolg | 1,75* | 1,75* | 1,47 | 2,38* | 2,08* | 2,26* | 1,90* | 2,33* | 2,61* | 1,65* |
| Kosten für Studium | 0,82* | 0,82* | 0,59* | 0,80* | 0,86* | 0,81* | 0,79* | 0,76* | 0,74* | 0,80* |
| Soziale Distanz | 0,77* | 0,77* | 0,67* | 0,75* | 0,82* | 0,74* | 0,82* | 0,78* | 0,76* | 0,79* |

*Abbildung 19 Schulische Schwerpunkte und Determinanten der Studienfachwahl Quelle: Abiturientenbefragung in Rolf Becker et al.*

Außerdem wurde anfangs erwähnt, dass sich das fachliche Interesse aus den schulischen Schwerpunkten der gymnasialen Oberstufe herausbilden kann. In dieser Tabelle einer Abiturientenbefragung (2005/2006) hinsichtlich der schulischen Schwerpunkte und der Studienfachwahl, wird deutlich, dass Abiturienten mit Leistungskursen der Mathematik, eher Jura (1.68) oder Medizin (1.07) studieren wollen. Außerdem wird ersichtlich, dass Medizininteressierte vorzugsweise Leistungskurse wie Geschichte (1,23) oder Naturwissenschaften (1,19) gewählt haben. Daraus lässt sich erschließen, dass das fachliche

Interesse sich nicht zwangsmäßig durch die schulischen Schwerpunkte aus der Schule bilden kann, da zwar die Naturwissenschaften in der Mehrheit vertreten, aber auch fachfremde Fächer wie, Sprachen oder insbesondere Geschichte stark vertreten sind. Das fachliche Interesse scheint daher nicht unbedingt mit der Schwerpunktsetzung der Leistungsfächer in der gymnasialen Oberstufe zu korrelieren.

Im Hinblick auf die genannten Ergebnisse lässt sich feststellen, dass Studienwahlmotive wie ein fester Berufswunsch und die Festlegung des fachlichen Interesses bereits in der Oberstufe notwendige, aber keine hinreichenden Bedingungen für die Studienwahl sind.

Nichtsdestotrotz war unsere vierte Hypothese auf die Aussage des fachlichen Interesses beschränkt. Es ist lohnend zu bedenken, dass die hohen Resultate in Bezug auf das Fachinteresse des 12. Studierendensurveys veraltet sind und daher die Vermutung aufgestellt werden kann, dass neuere Befragungen unterschiedliche Ergebnisse liefern würden. Unsere Primärquelle tendiert zur Bestätigung dieser Vermutung, da Studierende anderer Studiengänge wie zum Beispiel Kunstwissenschaften deutlich höhere Verteilungen aufzeigen und Medizinstudierende nicht mehr wie in der 12. Studierendensurvey in den oberen Bereichen in Bezug auf dieses Studienwahlmotiv stehen.

Unter Berücksichtigung der Ergebnisse der 21. Haupterhebung des DSW und des 12. Studierendensurveys lässt sich diese Hypothese dementsprechend teilweise bestätigen.

## 4. Fazit

Nachdem die zuvor aufgestellten Hypothesen mit Hilfe des Datensatzes der 21. Haupterhebung des Deutschen Studierendenwerks aus dem Jahr 2016 überprüft wurden, kann die Forschungsfrage beantwortet werden. Diese lautet: *„Welche Faktoren beeinflussen einen jungen Menschen Medizin zu studieren?"* Insgesamt lässt sich feststellen, dass viele Faktoren bei der Studienwahl von jungen Menschen eine Rolle spielen. Das Bildungsniveau der Eltern beeinflusst beispielsweise die Wahl des Studiengangs. Dabei ist anzumerken, dass der höchste Schulabschluss der Eltern, im Gegensatz zum Bildungsniveau einen stärken Einfluss vorweist. Nichtsdestotrotz spielen auch das akademische Bildungsniveau bzw. das Berufsbild der Eltern eine entscheidende Rolle bei der Studien- bzw. Berufswahl von Studierenden. Allgemein lässt sich feststellen, dass ein hohes Bildungsniveau der Eltern die Wahl eines Medizinstudiums begünstigt.

Ein altruistisches Motiv, wie Menschen helfen zu wollen oder der Umgang mit Menschen im Beruf haben zu wollen, beeinflusst ebenfalls stark die Entscheidung eines jungen Menschen Medizin studieren zu wollen. Sowohl in den Daten der 21. Haupterhebung des DSW als auch der 20. Sozialerhebung des DSW haben Medizinstudierende mit großem Abstand zu Studierenden anderer Studiengänge angegeben, dass sie anderen Menschen helfen wollen und mit ihnen arbeiten wollen. Motive, wie ein gesichertes Einkommen waren für die Studienwahl hier nicht vordergründig. Es lässt sich daher festhalten, dass ein altruistisches Motiv die Wahl eines jungen Menschen Medizin zu studieren oftmals beeinflusst.

Das Geschlecht ist ein dritter Faktor, der im Sinne der Forschungsfrage zu untersuchen war. Die Untersuchung der Daten haben ergeben, dass ein weibliches Geschlecht durchaus eher dazu tendiert, sich für ein Medizinstudium zu entscheiden, als ein männliches Geschlecht. Diese Aussage wurde durch die Anzahl der Verteilung von Studierenden nach Fächergruppen des Statistischen Bundesamtes unterstützt. Es wurde als mögliche Ursache ein traditionelles Rollenmuster der Geschlechter herausgearbeitet.

Auch das Fachinteresse spielt eine Rolle bei der Wahl für das Medizinstudium. Die Befragung der 21. Haupterhebung des DSW lieferte die Erkenntnis, dass das Fachinteresse zwar eine hohe Motivation für Medizinstudierenden darstellt, andere Studierende verschiedener Studiengänge allerdings in diesem Bereich höher abschneiden. So verdeutlichten die Daten des 12. Studierendensurvey des DSW ein oppositionelles Ergebnis. Jedoch sollte auch bedacht werden, dass diese Daten nicht sehr aktuell sind und die eigentliche Forschungsfrage im Survey eine andere als unsere war. Anfangs wurde eine Korrelation zwischen den Schulfächern, der Determiniertheit des Berufswunsches und der Wahl eines Medizinstudiums behauptet. Diese wurden anhand der Daten der 21. Haupterhebung des DSW und anderen Untersuchungen und Studien überprüft. Die Untersuchung der Daten führten auch zur Analyse der möglichen Ursachen des Motivs. Es lässt sich in diesem Zusammenhang festhalten, dass sich das Interesse, wie bereits durch die anderen Hypothesen verifiziert, im Verlauf des Sozialisationsprozess der jungen Menschen entwickeln, d.h. Faktoren, wie das Geschlecht oder der Einfluss des Elternhauses stellen deutlich stärkere Antriebe dar als das Fachinteresse an sich. Somit hat sich die vierte Hypothese, die beschränkt auf das Fachinteresse war, trotz der unterschiedlichen Ausprägungen, im Allgemeinen nur teilweise bestätigt.

Zusammenfassend lässt sich erkennen, dass die Wahl eines Medizinstudiums durch Faktoren wie das Bildungsniveau der Eltern, das Geschlecht und Motive (bei guten Verdienstmöglichkeiten), wie Altruismus und Fachinteresse beeinflusst werden. Allerdings lässt sich auch eine unterschiedliche Ausprägung der Faktoren erkennen. Während das Bildungsniveau der Eltern, das Geschlecht und ein altruistisches Motiv eindeutig die Wahl eines Studiengangs, in dem Fall die Humanmedizin, beeinflussen, scheint das Fachinteresse kein eindeutiger und starker Einflussfaktor zu sein, weil Studierende anderer Studienfächer deutlich höhere Ausprägungen äußerten.

## 5. Forschungsdesiderata

Durch die Untersuchung kann man bereits viele Aussagen treffen. Vor Allem lässt sich eine eindeutige Korrelation zwischen dem Bildungsstand der Eltern und der Studien- bzw. Berufsorientierung der Kinder erkennen. Die 21. Haupterhebung des Deutschen Studierendenwerks hat bereits viele Variablen und Daten von Studierenden zur Verfügung gestellt, mit denen unsere Forschungsfrage untersucht werden konnte.

In der Einleitung wurde die Themen- bzw. Fragestellungsentscheidung aufgrund der Problematik der hohen Nachfrage für das Medizinstudium und den knappen Studienplätzen in Deutschland erläutert. Nach der Untersuchung von einflussreichen Faktoren, lässt sich erkennen, dass nicht nur das Berufsbild bzw. das Bildungsniveau einen Einfluss auf die Wahl haben, sondern auch die persönlichen Motive der Bewerber.

Wenn die Tatsache berücksichtigt wird, dass zwar ein hoher Schulabschluss der Eltern mit der Studienwahl korreliert, ein Akademikerhaushalt dies allerdings nicht unbedingt produziert. Auch Medizinstudierende aus Nichtakademikerhaushalten konnten durch die Untersuchung identifiziert werden. Dieser Aspekt und das sozial-altruistische Motiv der jungen Personen sollte berücksichtigt werden.

Ein solches Motiv kann auch Zufriedenheit in einem medizinähnlichen Studiengang bzw. in einer medizinähnlichen Ausbildung geben. Daher sollte untersucht werden, warum bspw. die Krankenpflegeausbildung keine attraktive Berufsorientierung für Abiturienten darstellt. Hier sollte auch die Landesregierung aktiv werden und die Ausbildungsbedingungen bzw. die Attraktivität des Berufs für junge Menschen erhöhen.

Außerdem wurde in der Untersuchung festgestellt, dass die Studierenden nicht immer den festen Berufswunsch eines Arztes besaßen und sich dies im Laufe der Zeit entwickelt hat. Es sollten bereits in der gymnasialen Oberstufe die Stärken der Schüler erkannt und Alternativstudiengänge zur Medizin aufgezeigt werden. Wer Medizin studieren möchte, will mit Menschen arbeiten und vor allem Menschen helfen. Dafür muss nicht unbedingt notwendig die Tätigkeit eines Arztes auszuüben. Es sollte den Schülern verdeutlicht werden, dass sie durch einen Studiengang in einem medizinähnlichen Fach auch einen Beitrag in das Gesundheitswesen und somit in das Leben von Menschen bzw. der Gesellschaft leisten können.

In der Untersuchung wurde außerdem festgestellt, dass Medizinstudierende in der Gymnasialzeit häufig Leistungsfächer, wie Mathematik oder Deutsch belegt hatten. Auch wenn die Daten veraltet waren, lässt sich darunter der Schluss ziehen, dass sprachlich begabten Abiturienten durch eine Beratung bspw. ein Studium in Gesundheitsmanagement oder Public Health als Alternative zum Medizinstudium vorgeschlagen werden könnte, womit sie auch einen Beitrag im

Gesundheitswesen leisten könnten. Es gilt allerdings auch zu bedenken, dass die Verdienstmöglichkeiten nach einem Studium in Gesundheitsmanagement oder Public Health im Gegensatz zu einem Mediziner schlechter wären. Hier sollten die Motive und Ziele der Studierenden daher gut bedacht und reflektiert werden.

Erforderlich ist zudem, dass traditionelle Rollenmuster, wie sie in der Untersuchung festgestellt worden sind, gebrochen werden. Dafür sollten technische Berufe wie die Medizintechnik so beworben werden, dass sie auch für weibliche junge Personen in Frage kommen würden. Im Studiengang Maschinenbau wurde dafür bereits ein Frauenstudiengang in Kraft gesetzt. Auch dies wäre eine Aufgabe der Politik und der Schulen, mehr Aufmerksamkeit für diese Studiengänge zu erwecken.

Unter Berücksichtigung dieser Untersuchungsaspekte und den möglichen zukünftigen Maßnahmen könnte die anfangs erwähnte Problematik schubweise verbessert werden.

## 6 Literaturverzeichnis

Bundesministerium für Bildung und Forschung (2014): Studiensituation und studentische Orientierungen. 12. Studierendensurvey an Universitäten und Fachhochschulen.

Deutsches Zentrum für Hochschul- und Wissenschaftsforschung GmbH (DZHW); Deutsches Studentenwerk (DSW): Die wirtschaftliche und soziale Lage der Studierenden in Deutschland 2016 - 21. Sozialerhebung des Deutschen Studentenwerks durchgeführt vom Deutschen Zentrum für Hochschul- und Wissenschaftsforschung. Online verfügbar unter https://www.bmbf.de/upload_filestore/pub/21._Sozialerhebung_2016_Zusamme nfassung.pdf, zuletzt geprüft am 03.03.2021.

Elke Middendorff, Beate Apolinarski, Jonas Poskowsky, Maren Kandulla, Nicolai Netz: Die wirtschaftliche und soziale Lage der Studierenden in Deutschland 2012. 20. Sozialerhebung des Deutschen Studierendenwerks durchgeführt durch das HIS-Institut für Hochschulforschung. Online verfügbar unter https://promi.uni-koeln.de/wp-content/uploads/2014/03/Middendorf-et-al.-2013-Die-wirtschaftliche-und-soziale-Lage-der-Studierenden-in-Deutschland-2012.pdf, zuletzt geprüft am 28.02.2021.

Frank Multrus, Sandra Majer, Tino Bargel, Monika Schmidt: 13.
Studierendensurvey an Universitäten und Fachhochschulen: Studiensituation
und studentische Orientierungen. Online verfügbar unter
https://www.soziologie.uni-
konstanz.de/typo3temp/secure_downloads/101376/0/56685db724b4de8aaf853f
6c0ae4c2aa3a3f51a1/Studierendensurvey_Ausgabe_13_Hauptbericht.pdf,
zuletzt geprüft am 07.03.2021.

Gold, Annika (2008): Studienmotive und Zukunftsvorstellungen von
Studienanfängerinnen und Studienanfängern der Humanmedizin. Online
verfügbar unter https://freidok.uni-
freiburg.de/fedora/objects/freidok:7076/datastreams/FILE1/content, zuletzt
geprüft am 03.03.2021.

Institut für Demoskopie Allensbach (2014): SCHULE, UND DANN?
Herausforderungen bei der Berufsorientierung von Schülern in Deutschland.
Online verfügbar unter https://www.schule-wirtschaft-
hamburg.de/fileadmin/download/Info/Schule__und_dann._Herausforderungen_
bei_der_Berufsorientierung_von_Schuelern_in_Deutschland.pdf, zuletzt geprüft
am 03.03.2021.

Jakob Simmank (2017): Warum gibt es nicht mehr Studienplätze in Medizin?
Studium der Medizin. In: ZEIT Campus. Online verfügbar unter
https://www.zeit.de/campus/2017-12/studium-medizin-aerzte-studienplaetze-
mangel?utm_referrer=https%3A%2F%2Fwww.google.com%2F, zuletzt geprüft
am 23.02.2021.

Middendorf, E.; Apolinarski, B.; Becker, K.; Bornkessel, P.; Brandt, T.;
Heißenberg, S. & Poskowsky, P.: Die wirtschaftliche und soziale Lage der
Studierenden in Deutschland 2016. Zusammenfassung zur 21. Sozialerhebung
des Deutschen Studierendenwerks, durchgeführt vom Deutschen Zentrum für
Hochschul- und Wissenschaftsforschung. In: 21. Haupterhebung des
Deutschen Studierendenwerks.

o.V. (2020): Chancen für Nichtakademikerkinder. Von der Grundschule bis zur
Promotion- soziale (Selbst) Selektion benachteiligt Nichtakademikerkinder. Hg.
v. Stifterverband für die Deutsche Wissenschaft e.V. Hochschulbildungsreport

2020. Online verfügbar unter
https://www.hochschulbildungsreport2020.de/chancen-fuer-
nichtakademikerkinder, zuletzt geprüft am 18.02.2021.

o.V. (2021): Soziale Zusammensetzung der Studierenden in Deutschland nach
Bildungsherkunft von 1985 bis 2012. Hg. v. Statista. Online verfügbar unter
https://de.statista.com/statistik/daten/studie/155540/umfrage/soziale-herkunft-
der-studierenden-in-deutschland-seit-1982/, zuletzt geprüft am 19.02.2021.

o.V. (2020): Pflegefachkräftemangel_ „Die Pflegekräfte dürfen selbst
entscheiden, wann sie arbeiten" _ Gesundheit. Online verfügbar unter
https://www.fr.de/zukunft/storys/gesundheit/gesundheit-pflege-pflegekraefte-
krankenhaus-klinik-arbeit-arbeitszeit-90043777.html, zuletzt geprüft am
23.02.2021.

o.V. (2020): Wissen macht Arzt _ Deutlich mehr Bewerber als freie
Medizinstudienplätze _ springermedizin.de. Online verfügbar unter
https://www.springermedizin.de/wissen-macht-arzt/deutlich-mehr-bewerber-als-
freie-medizinstudienplaetze/18365166, zuletzt geprüft am 23.02.2021.

o.V. (o.J.): Redaktionsteam: praktischArzt: Alternative zum Medizinstudium_
Studiengänge im Bereich Medizin. Online verfügbar unter
https://www.praktischarzt.de/medizinstudium/alternative-zum-medizinstudium/,
zuletzt geprüft am 23.02.2021.

Rolf Becker, Sigrid Haunberger, Frank Schubert (2009): Studienfachwahl als
Spezialfall der Ausbildungsentscheidung und Berufswahl _ SpringerLink. Online
verfügbar unter https://link.springer.com/article/10.1007/s12651-009-0020-z,
zuletzt geprüft am 25.02.2021.

Statistisches Bundesamt (Destatis) (2019): Studierende an Hochschulen -
Fachserie 11 Reihe 4.1 - Wintersemester 2018/2019. Online verfügbar unter
https://www.destatis.de/DE/Themen/Gesellschaft-Umwelt/Bildung-Forschung-
Kultur/Hochschulen/Publikationen/Downloads-Hochschulen/studierende-
hochschulen-endg-2110410197004.pdf?__blob=publicationFile, zuletzt geprüft
am 27.02.2021.

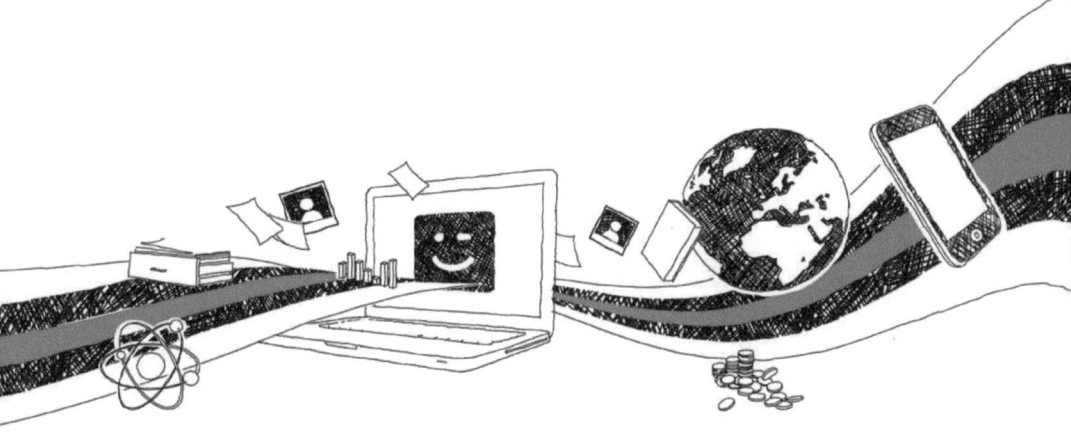
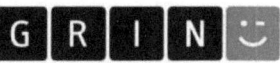